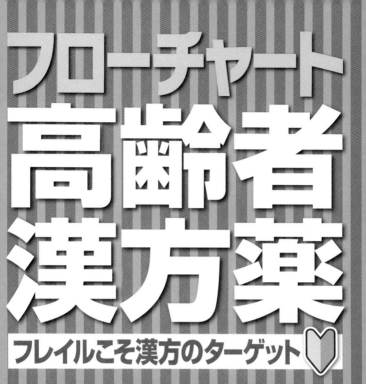

Flow Chart for Prescription of Kampo Medicine for Frailty

Masanori Niimi, MD, DPhil, FACS

© First edition, 2017 published by
SHINKOH IGAKU SHUPPAN CO. LTD., TOKYO.
Printed & bound in Japan

推薦の言葉

　「老い」は誰にも訪れます．健康で長生きしたいのはすべての人の願いです．高齢者の虚弱は加齢に伴って起こる老い衰えた状態で対応は難しいです．しかし漢方では古来より老人を身体の弱った状態とみなして対応してきた歴史があります．本書は，西洋医学では対応の難しい「老い」について，漢方で対応する方法を，わかりやすいフローチャート形式でまとめたものです．昔からの知恵を西洋医の先生方が臨床にそのまま利用できるよう，細やかに配慮してあります．

　現在，要介護の手前の状態の高齢者を日本老年医学会は「フレイル」と呼びます．何らかの対応を行うことによって健康寿命を延ばそう，という考え方が広がっています．そのような背景で，新見先生がフレイル診療に漢方を役立てることを提案しています．

　新見先生は，漢方の上達のコツは，ともかく300例以上処方することと説いています．初心者が漢方になじんでいただくのに適した書籍となっています．

　コラムでは，新見先生がこれまで学ばれた知識が随所にちりばめられているので，面白くお読みいただけます．

　ぜひ漢方で高齢者が1日でも長く元気に暮らせるよう，本書をお読みになって明日の診療にお役立てください．

平成29年8月

　　　　　　　　　　　　　　社団法人日本東洋医学会元会長名誉会員
　　　　　　　　　　　　　　　　　　　　　　　　松田邦夫

はじめに

　漢方は現代医学的な診断学が確立する前からの知恵です．昔から老化はみなが知っている状態でした．不幸にも夭折しなければ，誰もが感じる『老い』でした．そんな『老い』からすこしでも逃れたい，『老い』をできる限り遅く迎えたいという願いは，現在も昔も変わりません．漢方は生薬の足し算の叡智で，その有効性を人体実験で確かめてきた歴史です．がん治療にどこまで漢方が有効かはまだまだ未知の世界です．昔は体表の乳がんはがんとして理解できたでしょうが，体のなかのがんは，解剖が公には御法度の時代に，そしてCTスキャンや超音波検査がない時代には，ほとんど理解できない病的概念であったはずです．一方で『老い』は誰もが理解できる病態で今風の画像診断も必須ではありません．つまり『老い』の漢方治療，『老い』ないための漢方治療，『老い』から逃れる漢方治療には現代西洋医学の何倍もの歴史があるのです．ですから『老い』は漢方がある意味得意な分野なのです．だからこそ，この本では漢方的な概念もある程度加えています．漢方的に『老い』は腎虚で，血虚で，気虚で，枯燥で，気うつといわれても，そこにあえて反駁する必要もないほど的を得ています．そして，それぞれの仮想病理概念とも思える状態に有効である漢方薬はラインアップされているのです．そんな昔からの知恵をわかりやすくフローチャート的に解説したものが本書です．

　最近フレイルという概念が提唱されました．早期に介入すればもとに戻る段階ということです．漢方的には未病という文言にも通じます．医療費高騰の昨今，とても大切な概念と

思っています．一方で漢方は昨今の診断技術が登場する前の知恵です．ですから，現代医学的な病名に，『もどき』や『みたい』，『らしい』などがつくと，そんな状態がすべて治療対象になります．フレイルでは，フレイルもどき，フレイルみたい，フレイルらしいなどなんでもよいのです．ピンピンころりは誰もが描く素晴らしい老後の姿でしょう．そして要介護の期間を短く，要介護に至るまでの時間を長くすることは，心がけによって，些細なことの積み重ねによって可能です．現代医学と比べると漢方はある意味些細なことかもしれません．でも保険が利いて，そして昔の知恵の集大成ですので，是非フレイルにも利用しようではありませんか．本書はそんな知恵をまとめた書籍です．フレイルという概念に漢方が有効であることは漢方を使用している医師には当然に思えます．しかし，漢方が苦手，漢方が嫌い，漢方には疎遠であった医師に，この本を利用して気軽に漢方を処方してもらって，そしてその効果をそれぞれの専門の学会で発表してもらいたいのです．漢方が効いたという発表も嬉しいですが，実は漢方は効かなかったという発表も大切です．そんな報告の積み重ねの上に，本当の漢方の魅力が醸造されるのだと思っています．

2017 年 7 月

新見正則

本書の使い方

　漢方薬は相関の叡智です．現代西洋医学・薬学が発達したのは長く見積もっても約200年，超速の進歩を遂げたのはこの50年です．西洋医学的診断学が確立される前の漢方的な精一杯の知恵も正しく使用すれば相当に役に立つのです．「正しく」とは西洋医学優先という大原則から逸脱しないことです．現代医学の補完的立場を貫けばまったく問題ありません．補完的立場といっても，西洋医学的に対処する方法がなければ，もしくは西洋医学的処置をやり尽くした後は，漢方の独断場になることもあります．フレイルという概念に漢方を処方することには大賛成です．しかし，漢方は相関の知恵にてフレイルだけに有効というよりも，プレフレイルにも，そしてポストフレイルである要支援，要介護の状態にも使用できます．また，プレフレイルより前のまったく健康に見える高齢者が，ちょっと疲れるとか，ちょっと昔とは違ったと思った時に内服を始めても効果的です．

　漢方はまったく健康な状態の人が飲んでも基本的に問題ありません．僕自身もほとんどすべての保険適用漢方エキス剤を試飲しています．西洋薬で試飲したものは極わずかです．つまり漢方薬は気楽に飲めば，気楽に勧めれば，気楽に試してみればよいのです．そしてなんとなくよければ気長に継続してみましょう．そんなイメージで使用してください．

　本書はどこから読んで頂いても構いません．漢方のように気楽に読み始めてください．

目　次

推薦の言葉 ·· 3
はじめに ·· 4
本書の使い方 ·· 7

西洋医のためのモダン・カンポウ

西洋医のためのモダン・カンポウ ················ 14
フレイルとは ·· 16

フレイル処方・漢方的アプローチ

漢方的診察法 ·· 20
漢方薬早見表 ·· 24
フレイルの特徴を漢方的に捉える ················ 26
漢方の副作用 ·· 37

フレイル基本処方

基本処方①　食欲の維持 ···························· 44
基本処方②　気力・体力の増強 ··················· 46
基本処方③　滋養強壮 ······························· 48
基本処方④　認知症に ······························· 50
基本処方⑤　呼吸器の悩みに ······················ 52
基本処方⑥　処方に悩んだら ······················ 53

曖昧な訴えに

フレイルがん領域 ······································ 58
フレイル消化器領域 ··································· 59

フレイル呼吸器領域 ································ 61
フレイル循環器領域 ································ 62
フレイル泌尿器領域 ································ 64
フレイル精神神経領域 ······························ 66
フレイル整形外科領域 ······························ 69
フレイル耳鼻科領域 ································ 70

高齢者の種々の症状に

どんな高齢者の風邪にも ···························· 74
元気な高齢者の風邪 ································ 76
胃薬① ·· 79
胃薬② ·· 80
胃薬③ ·· 81
アレルギー症状 ···································· 82
咳 ·· 84
長引く痰 ·· 85
便秘 ·· 86
下痢気味 ·· 88
慢性下痢 ·· 90
イレウス気味 ······································ 92
頭痛・頭が重い ···································· 94
めまい・ふらつき ·································· 96
膀胱炎 ·· 98
自律神経失調症 ···································· 100
関節痛 ·· 102
膝関節症 ·· 104
腰痛 ·· 106
間欠性跛行もどき ·································· 109

しもやけ	110
耳鳴り	111
口内炎	112
しゃっくり	114
副鼻腔炎・後鼻漏もどき	116
のどの違和感	118
湿疹	120
蕁麻疹	122
掻痒症	124
帯状疱疹後疼痛	126
舌痛症	129
イボ痔など	130

元気な高齢者に使用するなら

元気な高齢者に使用する漢方薬	136
元気な高齢者に使用する麻黄剤	137
元気な高齢者に使用する瀉心湯	139
元気な高齢者に使用する駆瘀血剤①	140
元気な高齢者に使用する駆瘀血剤②	141
元気な高齢者に使用する柴胡剤	143
元気な高齢者に使用する承気湯類	144

付録

藤沢周平からみた漢方の世界	148
おわりに	155
索引	156
参考文献	160

コラム

フレイル豆知識
- やっぱり西洋医学優先 …… 15
- フレイル，サルコペニア，ロコモ …… 18
- いろいろなフレイル，身体的，精神的，社会的要素 …… 23
- 西洋医学と公衆衛生の発達で延びた平均寿命 …… 72

高齢者について，僕の考え
- 高齢者に処方する時のヒント …… 36
- ボケないためにと質問された時の僕の答え …… 56
- レジリエンス …… 68
- 僕が考える元気に長生きの秘訣 …… 142

漢方について，僕の考え
- すべての構成生薬が必要なのか？ …… 42
- 古典はヒント，処方の根拠にはなり得ない …… 71
- 学会発表の場所と方法は …… 108
- エビデンスはすばらしい …… 134
- 蒼朮か白朮か …… 138

漢方専門医の先生へ伝えたいこと
- 負けるな漢方専門医 …… 95
- 専門医の先生への挑戦状 …… 145
- 過去に権威を求めることはやめよう …… 146
- そこであえて，漢方専門医に質問 …… 153
- 「そこであえて，漢方専門医に質問」の僕の答え …… 154

僕が学んだこと
- 母から学んだこと① …… 54
- 母から学んだこと② …… 55
- 母から学んだこと③ …… 78

- ●松田邦夫先生から学んだこと① ……………………………… 60
- ●松田邦夫先生から学んだこと② ……………………………… 63
- ●松田邦夫先生から学んだこと③ ……………………………… 89
- ●松田邦夫先生から学んだこと④ ……………………………… 128
- ●松田邦夫先生から学んだこと⑤ ……………………………… 132
- ●松田邦夫先生から学んだこと⑥ ……………………………… 133
- ●同僚から学んだこと …………………………………………… 83

漢方通は
p.145・153へGO！

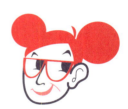

キャラクターデザイン：高野綾美

注意事項

保険適用漢方内服エキス剤は148種類，そして保険適用の漢方塗り薬は紫雲膏1つです．漢方薬は製薬会社によって構成生薬の種類や，そのグラム数が異なります．そこで書籍内での整合性を保つために，本書では基本的に株式会社ツムラの保険適用漢方エキス剤128種類について語っています．

西洋医のための
モダン・カンポウ

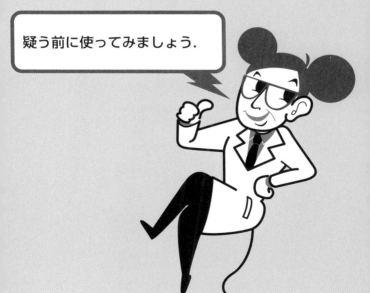

疑う前に使ってみましょう．

西洋医のためのモダン・カンポウ

　漢方薬がフレイルに効果を発揮するためには，西洋医が漢方を使用することが必要です．腹部や脈，舌などの漢方の古典的診察によるヒントを用いなくても，役に立てば漢方薬を使用すればよいのです．そして漢方薬は保険適用されています．

　疑う前にまず使ってみましょう．そんな立ち位置がモダン・カンポウです．漢方薬は食事の延長と思って使用して構いません．しかし，確かに漢方には薬効があります．つまりまれに副作用も生じます．なにかあれば中止しましょう．それだけの注意を払って，患者さんに使用してください．

西洋医学の補完医療の漢方（モダン・カンポウ）

- 西洋医が処方する
- エキス剤しか使用しない
- 西洋医学で治らないものがメインターゲット
- 効かない時は順次処方を変更すればよい
- 現代医学的な視点からの理解を
- 古典を最初から読む必要はない
- 漢方診療（腹診や舌診）はしたほうがよいが必須ではない
- 明日からでも処方可能

大塚敬節先生は上記のような処方方法を「漢方薬治療」と呼んでいました．　　　　　　　　（「大塚敬節著作集」より）

コラム：やっぱり西洋医学優先

　要介護までが健康寿命といわれます．すると要介護の期間は（寿命－健康寿命）となります（図1）．なんとか健康寿命を延ばしたいものです．

　フレイルの時期は健康な状態に戻ることができる可能性が高いのです．もちろん健康な時期にフレイルという範疇に入らないように努力することがなにより大切です．しかしフレイルという概念は，遅くともフレイルという状態に踏み込んだら，そこで心を入れ替えて精進すれば健康な状態に戻れるというメッセージであり，エールでもあります．僕には素晴らしい概念に思えます．そんなフレイルから遠ざかる生活に漢方がすこしでも役立つことを念じています．まず，漢方は使うことが上達の第一歩にて，フレイルや高齢者に漢方をわかりやすく，フローチャート的に処方するための知恵を載せたものが本書です．

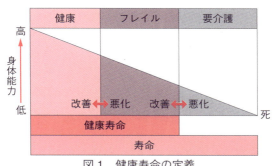

図1　健康寿命の定義

フレイルとは

　フレイルとは,英語で frailty として使用されている言葉の日本語訳です.直訳すれば「虚弱」「老衰」「脆弱」となりますが,正しく介入すれば戻るという意味合いを強調したかったために,多くの議論の末,日本老年医学会が 2014 年 5 月,『フレイル』と日本語訳することに決めたそうです.厚生労働省研究班の報告書では「加齢とともに心身の活力(運動機能や認知機能等)が低下し,複数の慢性疾患の併存などの影響もあり,生活機能が障害され,心身の脆弱性が出現した状態であるが,一方で適切な介入・支援により,生活機能の維持向上が可能な状態像」となっています.

　フレイルの基準はさまざまなものが提唱されていますが,①体重減少,②疲れやすい,③筋力の低下,④歩行速度の低下,⑤身体活動量の低下の 5 項目のうち,3 項目以上に該当すればフレイルとし,1 または 2 項目ではプレフレイルとするのがわかりやすいと思います(図 2).体重減少は年間 4.5 kg または 5% 以上,疲れやすさは週のうち数日以上面倒だと感じるとされています.

　つまりフレイルとは介護が必要とまではいかない,その手前の状態で,まったく健康とはいえないといったイメージです.老化の段階の 1 つともいえます.また漢方的には病気と健康の中間ですから未病ともいえます.すこしでも健康寿命を延ばし,介護の時間を短くすれば医療費の節約になりますので,ある意味切迫した医療費の現状からすれば,フレイルの段階で介入し医療費が軽減できれば,すばらしいことです.つまり国策でもありますから,フレイルという言葉を多

くの医療関係者や一般人が理解し，そして漢方がフレイルに対して有効であることを願っています．

①体重減少
（年間4.5 kgまたは5%）

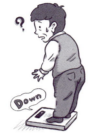

②疲れやすくなった
（週に数日以上）

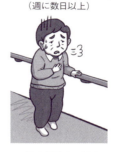

③筋力の低下
（握力：男性26 kg, 女性18 kg）

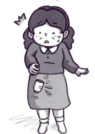

④歩行速度の減少
（1分間で48 m）

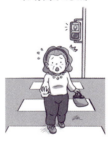

⑤活動性の低下

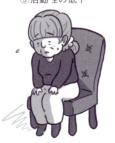

図2　フレイルの基準
①〜⑤のうち3つ以上当てはまればフレイル

コラム:フレイル,サルコペニア,ロコモ

似たような意味合いの言葉です.ざっくりした説明は,
- フレイルは,虚弱になり身体機能が低下して,1人で外出したり,身の回りのことをするのが困難になる,またはなりそうな状態.
- サルコペニアは,加齢に伴い筋肉量が減少した状態.
- ロコモティブシンドロームは,運動器の障害により歩行や日常生活に支障をきたした状態.

となります.それぞれ老化の過程をいろいろな切り口から説明したものと僕は理解しています.それぞれはお互いに関連し,またお互いのリスクを助長します(図3).総和として要介護に向かうといったイメージです.

漢方は特別な診断根拠がなくても処方できることが魅力です.つまり上記のどれにもいろいろな漢方薬が有効なことがあるのです.どれでもよいのです.気楽に気長に使用しましょう.

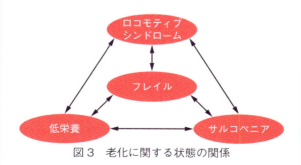

図3 老化に関する状態の関係

フレイル処方・漢方的アプローチ

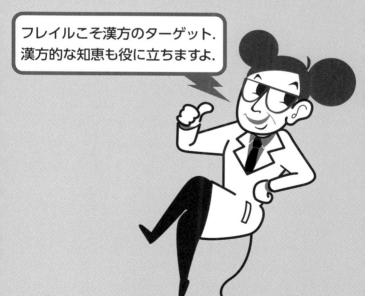

フレイルこそ漢方のターゲット．
漢方的な知恵も役に立ちますよ．

漢方的診察法

僕の診察方法（西洋医学＋漢方）

　モダン・カンポウでは処方選択のためにあえて腹診や舌診，脈診を行う必要はないとしています．しかし，臨床医として身体診察をすることはとても楽しいですよ．脈診や舌診は椅子に座ったままで，また電子カルテのコンピューターを入力しながらでも，そのちょっとの合間に，つまり10秒ぐらいで行うことができます．ですから，モダン・カンポウ的立ち位置では，脈診や舌診は処方選択に必須の条件ではないのですが，僕の外来では基本的に全員に行っているのです．

　そして腹診もモダン・カンポウ的立ち位置では処方選択に必須ではありません．しかし，漢方的腹部診察をすると確かに処方選択と相関するような所見に出会います．また，処方選択のヒントとして，昔の人の本などにある所見と同じものに遭遇することもあります．ですから時間がある時に腹診を行うことは決して悪いことではありません．

　一方で僕たちは西洋医です．漢方的腹部診察のために横になってもらうのであれば，僕は簡単な診察はできる限り行うようにしています．新しい発見をしたり，また患者さんの状態がよくわかるからです．

僕の身体診察

　さて実際の僕の診察風景をご覧に入れます．まず，ベッドに横になるように勧めます．僕は，患者さんの頭が僕から見て左側でも右側でも問題ありません．漢方が専門の先生の大多数は患者さんの頭は右側で，西洋医学的には頭は左側です．

まず，脈診を行っていなければ，ここで片手または両手の橈骨動脈の触診を行います．そして，すぐには漢方的腹部診察を行いません．まず足を診ます．僕が血管外科の専門医であったためか，足背動脈をまず触れにいきます．そして足首からふくらはぎを触り，足のむくみを調べます．膝を撫でて，膝の腫れがあるかなども診ます．そして鼠径部の動脈拍動を触れて，次はお腹を飛び越して，顔面の診察です．眼球結膜と眼瞼結膜を診ます．口を開けてもらって，舌を診て，舌を持ち上げてもらって，舌下静脈の怒張を調べます．しかし，僕の興味は漢方的舌診よりも口腔内です．扁桃の腫脹や口内炎も調べますが，なにより興味があるのは，歯の状態です．綺麗に治療してあれば，その人は健康に対する意識が高いとわかります．そして頸部の診察に移り，甲状腺の触診をして，ウィルヒョーリンパ節を含めて頸部のリンパ節を調べます．次に胸部の診察で，時間があれば聴診器で心臓や肺の聴診を行います．そしていよいよ漢方的腹部診察です．それが終了すると，今度は腹ばいになってもらいます．ここで手助けはしません．どのぐらい1人で仰臥位から腹臥位に機敏に移動できるかを見るのです．そして，場合によれば頭髪から，そして後頸部，肩，背中，腰，臀部，下肢と触診を進めます．

　時間があれば，ベッドに座ってもらって，腱反射を調べたり，または僕の指を強く握ってもらって握力を調べたりもします．ベッドの脇に立ってもらって，片足立ちをしてもらうと興味深い所見が得られることもあります．

脈診について

　脈は3点にまず着目します．浮か沈かです．浮とは皮膚に指が触れてすぐに触れる脈です．沈とは，指で皮膚を押し込

んでやっと触れる脈です．次に脈の緊張度と動脈の太さをイメージします．超音波で調べるのとは違いそんなイメージということです．しっかりした脈を実といいます．弱々しい脈を虚といいます．そして動脈が太いか細いかのイメージを持ちます．その3点に注意を払って脈を観察しています．

腹診について

まず腹部全体を軽く広く触ります．漢方的腹部診察，つまり腹診は，西洋医学的診察が腹壁の緊張を緩めて内臓や腫瘍の状態を観察するのとは異なり，腹壁を診察しているのです．ですから西洋医学的診察では，足は曲げますが，漢方的腹部診察では下肢は伸ばしたままです．皮膚に触れるとしっとりしている，乾いている，粉を吹いているなどがわかります．そして臍部に手を乗せると大動脈の拍動が触れること（心下悸）があります．次に心窩部の圧痛（心下痞鞕）を診て，肋骨弓下の圧痛（胸脇苦満）を診ます．臍部の脇を指で比較的深く押し込みます．そして痛みや違和感があれば小腹鞕満がありと判断して瘀血の所見となります．指で押す強さの程度は個人差がありますので，比較的強く押せば腹診による瘀血の頻度は上昇します．駆瘀血剤が好きな先生は強く押さえる傾向があると思っています．漢方はすべて相関の世界ですので，自分で自分の腹診を作り上げればよいのです．そして臍下の正中を指で押し込み，皮下組織の抵抗なく深く入れば，小腹不仁の所見で腎虚となります．最後に，膝を曲げてもらって，心下部を指でタップします．そこでプチャプチャと音がすれば心下振水音の所見が陽性となります．その時にはいつ飲食したかを尋ねます．1時間以上前であれば明らかに心下振水音が陽性です．

コラム：いろいろなフレイル，身体的，精神的，社会的要素

　この図を僕は気に入っています（図4）．僕的な理解は狭義のフレイルは身体的要素を指し，そこに精神的，そして社会的要素が加わって，広義のフレイルという状態になると思っています．頑張ろうという気力がなくなれば活動量が低下することは容易に想像できます．老人性うつ症状や，認知症は直接的にも間接的にもフレイルを引き起こしているでしょう．また，社会的にフレイルの患者さんを救済する作戦を展開すれば，フレイルから生還できる人は増えるでしょう．ますます増える高齢者がすこしでも要介護状態にならないように社会が努力することは，よりよい社会を構築するために必須と思っています．

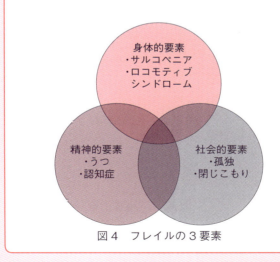

図4　フレイルの3要素

漢方薬早見表

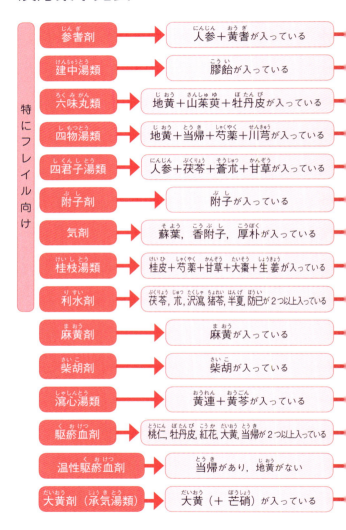

特にフレイル向け

- **参耆剤** → 人参+黄耆が入っている
- **建中湯類** → 膠飴が入っている
- **六味丸類** → 地黄+山茱萸+牡丹皮が入っている
- **四物湯類** → 地黄+当帰+芍薬+川芎が入っている
- **四君子湯類** → 人参+茯苓+蒼朮+甘草が入っている
- **附子剤** → 附子が入っている
- **気剤** → 蘇葉,香附子,厚朴が入っている
- **桂枝湯類** → 桂皮+芍薬+甘草+大棗+生姜が入っている
- **利水剤** → 茯苓,朮,沢瀉,猪苓,半夏,防已が2つ以上入っている
- **麻黄剤** → 麻黄が入っている
- **柴胡剤** → 柴胡が入っている
- **瀉心湯類** → 黄連+黄芩が入っている
- **駆瘀血剤** → 桃仁,牡丹皮,紅花,大黄,当帰が2つ以上入っている
- **温性駆瘀血剤** → 当帰があり,地黄がない
- **大黄剤(承気湯類)** → 大黄(+芒硝)が入っている

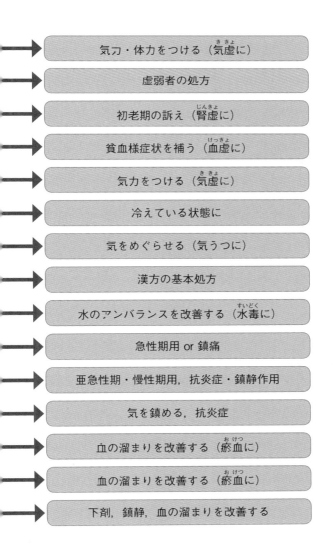

- 気力・体力をつける（気虚に）
- 虚弱者の処方
- 初老期の訴え（腎虚に）
- 貧血様症状を補う（血虚に）
- 気力をつける（気虚に）
- 冷えている状態に
- 気をめぐらせる（気うつに）
- 漢方の基本処方
- 水のアンバランスを改善する（水毒に）
- 急性期用 or 鎮痛
- 亜急性期・慢性期用，抗炎症・鎮静作用
- 気を鎮める，抗炎症
- 血の溜まりを改善する（瘀血に）
- 血の溜まりを改善する（瘀血に）
- 下剤，鎮静，血の溜まりを改善する

フレイル処方・漢方的アプローチ

フレイルの特徴を漢方的に捉える

　昔から死ぬまで元気でいたかったのです．ですからフレイルという概念は，当たり前のことをいっているようにも思えます．漢方的にはまず気力の減少を『気虚』と称して気剤で補うことを工夫しました．そしてさまざまな加齢による訴えを『腎虚』と称して補腎剤で対応してきました．点滴がない時代は，食欲がなくなれば命に関わる事態でした．すべては『脾胃を補う』ことが基本でした．痛みは当然に生活範囲を狭くします．附子や麻黄を含む漢方薬が代表的な痛み止めでした．体が冷えると高齢者の体調は悪化します．そんな『寒証』という状態にも温める漢方薬で対応しました．高齢者になると乾燥傾向になります．そんな『枯燥』という状態に滋潤剤で対応しました．

　傷寒論の時代，約1800年前の後漢の時代といわれますが，この時代には建中湯と名が付く処方で弱った体に対応しました（表1）．そして時代を約1000年近く経て，参耆剤が登場します（表2）．朝鮮人参と黄耆を含む処方です．傷寒論の時代に，朝鮮人参も黄耆もあったのに，なぜ参耆剤がなかったのかが僕的には謎なのです．

　昔の概念ですからすぐに腑に落ちないこともあります．でも有効ならそれでよいのです．疑う前に使ってみましょう．

　漢方的な考え方では，高齢者は未病状態で，虚証で，腎虚で，血虚で，気虚で，陰証で，寒証で，枯燥で，気うつが多いと考えられています．

表1　虚弱な人向け傷寒論時代の代表処方（建中湯類）

桂枝湯㊺	桂皮＋芍薬＋大棗＋甘草＋生姜
桂枝加芍薬湯(60)	桂枝湯＋芍薬増量
小建中湯(99)	桂枝加芍薬湯(60)＋膠飴
大建中湯(100)	乾姜＋人参＋山椒＋膠飴
当帰建中湯(123)	桂枝加芍薬湯(60)＋当帰
黄耆建中湯(98)	小建中湯(99)＋黄耆

表2　虚弱な人向け現代の代表処方（参耆剤）

半夏白朮天麻湯㊲	めまい仕様の参耆剤
補中益気湯㊶	参耆剤の王様
十全大補湯㊽	貧血仕様の参耆剤
帰脾湯(65)	加味帰脾湯(137)が飲めない人向け参耆剤
大防風湯(97)	リウマチ仕様の参耆剤
当帰湯(102)	胸痛に主軸がある参耆剤
人参養栄湯(108)	呼吸器疾患に主軸がある参耆剤
清心蓮子飲(111)	泌尿器疾患に主軸がある参耆剤
清暑益気湯(136)	夏バテ向け参耆剤
加味帰脾湯(137)	加味逍遙散㉔の参耆剤バージョン

フレイルを未病とみなす

完璧に健康という状態ではなく，しかし明らかに病気を発症している訳でもない，そんな状態を漢方では未病と呼んだりしています．2000年以上前の中国の古典，黄帝内経素問に「聖人は未病を治す」とあります．フレイルという概念もまさに未病の概念そのものです．要支援や要介護にならないよう

に，後戻りできる状態の間にしっかり自覚して対処しようというメッセージです．すばらしいですね．

フレイルを虚証（華奢）とみなす

　同じ漢方薬の処方でも，体格によって効果のある人（レスポンダー）と効果のない人（ノンレスポンダー）がいます．そんな相関を実証と虚証として表現します．僕は漢方で一番頻出する概念が虚実と思っています．漢方は経験側が支配するアナログの世界にて，なにが正しく，なにが間違っているかを吟味する手段がありません．経験的に，そして処方選択に有用であれば生き残るのです．そしていろいろな考え方がある以上，多種多様の虚実の定義が存在します．そんな漢方の世界で大切なことは自分が納得できる，そして自分で使ってみて処方選択に有益な定義を持つことです．

　モダン・カンポウの立ち位置は，できる限り仮想病理概念を排除することです．少なくとも確たる定義ができない仮想病理概念から新しい仮想病理概念を誘導しないことです．そこでモダン・カンポウでは構成生薬からできる限り漢方の世界を定義することを試みました．ざっくりお話しすると，実証向け漢方とは筋肉質の人向け，虚証向け漢方とは虚弱な体格の人向けとなります．高齢者は基本的に筋肉量が減少していきますので，虚証に向かうのです．ですから，虚証向けの漢方が基本的に高齢者の多くに当てはまる処方になります．しかし，高齢者にも筋肉が豊富で，実証タイプの人もいますので，絶対なものではありません．昔から漢方が無効な時は虚実を間違えていないかを考えろといわれています．ですから，迷えば虚証向けの漢方を処方するという原則が，高齢者ではより当てはまると思っておけばよいのです．また，実証

は麻黄がたくさん飲める状態，虚証は麻黄を飲むと不快な作用が出る状態です．そしてそんな麻黄が飲める状態と筋肉質であるかは，ほぼ比例していると思われました．つまりがっちりタイプは実証で麻黄がたくさん飲めるが，華奢なタイプは虚証で少量の麻黄でも不快な作用が出るのではないかと考えたのです．そして満を持して体組成計を購入し，器械で測定する実際の筋肉量と麻黄が飲めるかどうかが比例するかを調べたのです．その結果は，そこそこの相関しかありませんでした．つまり，筋肉量が少なくても麻黄が飲める人もいれば，筋肉量が十分にあっても麻黄が飲めない人もいたのです．そして得られた結論は，患者さんが醸し出す元気さ，つまりオーラが一番虚実と相関するということです．実際に臨床の現場でも，虚実が時間で移ろうことは知られています．この前飲めた麻黄剤が，今日は飲めないとか，日頃は麻黄は胃に障るのに今日は飲めるとかです．漢方的側面をデジタルに落とし込もうと思った作戦は勝利しませんでした．

さて，ともかく高齢者では麻黄が飲めない人が多いのです．つまり，虚証の人が多いのです．これは間違いない事実と思います．そして例外もありますが，まず高齢者に麻黄を使用する時は少々注意を払うことが肝要です．

生薬から漢方薬の虚実を判断することができます．麻黄，黄芩，黄連，石膏，芒硝，大黄，桃仁などがあれば実証向けに，そして附子，当帰，人参，膠飴，乾姜，桂皮などがあれば虚証向けになります．そんな構成生薬からルールを求める方法は「3秒でわかる漢方ルール」にまとめましたので，興味がある方は是非読んでください．

小青竜湯⑲の裏処方が苓甘姜味辛夏仁湯(119)などといわれます（表3）．裏処方とは，より虚弱な人向けの処方というこ

表3 虚弱な人向け処方（裏処方）

処方	より虚弱向け（裏処方）
小青竜湯 ⑲	苓甘姜味辛夏仁湯 ⑲
麻黄湯 ㉗	麻黄附子細辛湯 ㉗
柴胡加竜骨牡蛎湯 ⑫	桂枝加竜骨牡蛎湯 ㉖
大柴胡湯 ⑧	柴胡桂枝乾姜湯 ⑪
六君子湯 ㊸	四君子湯 ㊄
抑肝散 ㊴	抑肝散加陳皮半夏 ㊃
加味逍遙散 ㉔	加味帰脾湯 ㉞
加味帰脾湯 ㉞	帰脾湯 ㊄
小柴胡湯 ⑨	補中益気湯 ㊵
茵蔯蒿湯 ㉟	茵蔯五苓散 ⑰

とです．19に100を加えると119になるので，意図的に番号を付けたのかも知れません．小青竜湯⑲から麻黄を抜いたイメージが苓甘姜味辛夏仁湯⑲です．

麻黄湯㉗の裏処方が麻黄附子細辛湯㉗ともいわれます．これも27に100を加えて127になっています．ともに麻黄剤ですが，麻黄附子細辛湯㉗には附子が含まれているので少々虚弱な人でも飲めるのです．

柴胡加竜骨牡蛎湯⑫の虚証向けは桂枝加竜骨牡蛎湯㉖ともいわれます．ともに竜骨と牡蛎を含みますが，柴胡がなく桂枝湯㊺を含むので桂枝加竜骨牡蛎湯㉖がより虚証向けです．

大柴胡湯⑧は柴胡剤でもっとも実証向けです．大黄を含んでいます．一方で乾姜を含む柴胡桂枝乾姜湯⑪はもっとも虚証向けの柴胡剤です．

六君子湯㊸と四君子湯㊄はともに虚証向けの薬ですが，

六君子湯❹を内服してなんとなく不快感がある時に四君子湯❼が飲めることが多いのです．陳皮と半夏がないほうが虚証向けになります．

ところが，抑肝散❺に陳皮と半夏を加えた抑肝散加陳皮半夏❽は，抑肝散❺がなんとなく飲めない時に，こちらなら飲めることがあるのです．この場合は陳皮と半夏があると虚証向けになります．不思議ですが，すべて患者さんが教えてくれます．そんな点も漢方はおもしろいですね．

加味逍遙散❷の虚証向け漢方のイメージが，参耆剤である加味帰脾湯❶です．そして，加味帰脾湯❶から山梔子と柴胡を抜いた帰脾湯❻が，より虚証向けです．

同じく，小柴胡湯❾の虚証向け漢方のイメージが，参耆剤であり柴胡剤である補中益気湯❹です．

茵蔯蒿湯❶には大黄がありますが，茵蔯五苓散❶には大黄がなく桂皮があるのでより虚証向けとわかります．

他にもいろいろとありますが，3秒ルールを駆使して構成生薬から眺めると，楽しいですよ．高齢者，フレイルには基本的により虚証向けの漢方をまず処方することが安全です．

腎虚は初老期のパッケージ

ここで使われる「腎」は腎臓のことではありません．生まれながらに備わっている生きるパワーのようなイメージです．そのパワーが初老期になると衰えるのです．そんな初老期の衰えから生じる諸々の症状を腎虚と表現したのです．そんな腎虚に立ち向かう薬が六味丸類です（表4）．六味丸❽に附子と桂皮を加えると八味地黄丸❼，八味地黄丸❼に牛膝と車前子を加えると牛車腎気丸❶です．そんな漢方薬でよくなる状態を腎虚と考えても整合性が合います．

表4 初老期向けの代表処方（六味丸類）

六味丸❽	地黄＋山茱萸＋山薬＋沢瀉＋茯苓＋牡丹皮
八味地黄丸❼	六味丸❽＋桂皮＋附子
牛車腎気丸⓴	八味地黄丸❼＋牛膝＋車前子

血虚は栄養失調，フラフラ状態

　漢方的には身体のなかで赤い液体は「血」で，他の透明に近い液体は「水」です．その「血」が虚している状態ですから，当然に貧血状態は含まれています．ところがヘモグロビン値が測定できる訳でもなく，また眼瞼結膜を常時見ていたとの記載は古典になく，「血虚」の多くは，貧血を超えて，栄養失調の状態を見ていたのではと思っています．そんな状態をすこしでも改善する方法の1つが四物湯㉑を含む漢方薬での対処でした（表5）．貧血傾向に加えて栄養失調状態となると，血虚にフレイルという概念も高頻度に含まれると思います．

気虚はボーッとした状態

　気力が出ない状態をまず「気虚」と考えればよいと思っています．そんな状態に四君子湯類（表6）や参耆剤で対処しました．むしろやる気が出ずボーッとしている状態が，四君子湯類や参耆剤でよくなれば，それを気虚と思えば整合性が合います．高齢者では気力の低下が著明になります．気虚への対処が大切です．

陰証（＝寒証）はゾクゾクして温めてほしい状態

　とりあえず理解するために，陰証は寒証，陽症は熱症とほぼ同じと考えます．わかりやすく理解して，そして自分なりの変更を加えていくのが上達の近道です．

表５　貧血様症状の代表処方（四物湯類）

四物湯(71)を含む漢方薬

七物降下湯㊻，十全大補湯㊽，荊芥連翹湯㊿，疎経活血湯(53)，温清飲(57)，四物湯(71)，芎帰膠艾湯(77)，柴胡清肝湯(80)，当帰飲子(86)，大防風湯(97)，猪苓湯合四物湯(112)

四物湯(71)の類似処方

処方	四物湯(71)からぬけた生薬
当帰芍薬散㉓，防風通聖散(62)，五積散(63)，温経湯(106)	地黄
五淋散(56)，滋陰降火湯(93)，人参養栄湯(108)	川芎
なし	芍薬
なし	当帰
抑肝散(54)，女神散(67)，抑肝散加陳皮半夏(83)	芍薬・地黄

まずは身体を触って冷たければ，冷えている状態として寒証でよいでしょう．また温めて諸々の症状がよくなれば，それも寒証と理解すると処方選択に役立ちます．

逆に，触って温かく，また冷やすと楽になる状態であれば，熱証と理解すると処方選択に有益です．そんな観点で高齢者を診れば，すこしの例外はあるものの多くは寒証です．寒証に有効な漢方は当然に温める漢方薬であることが多いのです（表7, 8）．

枯燥は（カサカサ）した状態

枯燥とは，枯れて水分がなくなっている状態です．確かに高齢者の四肢や胸腹部や背部を触診すると枯燥であることはすぐに理解できます．もちろん肌に潤いがある高齢者もいま

表6 気力がない状態の代表処方（四君子湯類）

六君子湯❹, 十全大補湯❽, 四君子湯㊄, 柴苓湯⓫, 啓脾湯⓬, 加味帰脾湯⓭

四君子湯㊄の類似処方

処方	四君子湯㊄からぬけた生薬
釣藤散❹, 帰脾湯❻, 参蘇飲❻, 竹茹温胆湯❾, 柴朴湯❾, 人参養栄湯⓭, 清心蓮子飲⓫	蒼朮
茯苓飲❻, 茯苓飲合半夏厚朴湯⓰	甘草
加味逍遙散❷, 苓桂朮甘湯❸, 疎経活血湯❺, 抑肝散❺, 五積散❻, 抑肝散加陳皮半夏❽, 二朮湯❽, 胃苓湯⓯	人参
人参湯❷, 補中益気湯❹, 女神散❻, 桂枝人参湯❽, 大防風湯❾, 清暑益気湯⓭	茯苓

すがまれです．そんな時に，四物湯❼などの潤いをつける漢方（滋潤剤）が役に立ちます．滋潤剤の多くは，麦門冬，地黄，人参などを含んだ漢方薬です．

気うつはうつうつ気分

高齢者では気虚の頻度も高いですが，気うつの頻度も高いです．気うつは，いわゆるうつうつ気分です．そんな時に，蘇葉，香附子，厚朴などを含む気剤が有効なことがあります．

表７　強く温める代表処方（附子剤）

八味地黄丸⑦	六味丸類
桂枝加朮附湯⑱	桂枝湯類
真武湯㉚	—
大防風湯(97)	参耆剤
牛車腎気丸(107)	六味丸類
麻黄附子細辛湯(127)	麻黄剤

表８　温める代表処方（乾姜含有漢方薬）

柴胡桂枝乾姜湯⑪	柴胡剤
半夏瀉心湯⑭	瀉心湯
小青竜湯⑲	麻黄剤
人参湯㉜	—
半夏白朮天麻湯㊲	参耆剤
桂枝人参湯(82)	—
大建中湯(100)	建中湯類
当帰湯(102)	参耆剤
苓姜朮甘湯(118)	—
苓甘姜味辛夏仁湯(119)	—
黄連湯(120)	—

コラム：高齢者に処方する時のヒント

- 悪くしないことを心がける
- 少量がよいこともある
- 気長に処方する
- 早急な改善を目標にしない
- 副作用が極力少ないものを選ぶ

　高齢者では早急に結果を求めるのではなく，じわじわと改善させることを目標にしたほうが，失敗が少ないということです．「よくすることを考えるよりも，悪くしないことを心がけろ！」と訓示をした先生もいたそうです．漢方薬は生薬の足し算にて，単一成分からなる西洋薬とは異なり用量依存性が認められないこともあります．特に高齢者の参耆剤（じんぎ）などでは3回よりも2回の内服がよいように思うと体感する患者さんは少なくありません．体質改善や気力の充実などを目標とするのです．ですから数日で治そうとか，数週間で結果を求めようとか思わないことが肝要です．数ヵ月かけてよりよい状態をゆっくりと創り上げるというイメージが大切です．ですからフレイルという目標に対しては，ほとんど症状がない時，つまりプレフレイルにも該当しない時から，参耆剤や地黄剤などを内服することは意味があると思っています．ある意味「未病」の状態から漢方で介入するといった立ち位置です．必要な西洋薬のみを継続して，漢方薬の併用でよりよい状態を維持し，創り上げるのが僕の理想的な高齢者やフレイルに対する処方作戦です．

漢方の副作用

なにか起これば中止ですよ.

保険適用漢方エキス剤を1包内服しただけで死亡した事例はありません. 高齢者には無関係ですが, 保険適用漢方エキス剤で流産・早産した報告も皆無です. 漢方薬はOTCでも売られており, 医師の処方箋がなくても薬剤師の先生の判断で投与できる薬剤です. つまり一番安全な部類の薬剤なのです. しかし, 薬効がある以上, まれに副作用も出現します. そんな副作用は徐々に, ボツボツ起こるので,「なにか起これば中止ですよ」といい添えればまったく心配ありません.

しかし, 理解力に欠ける高齢者では要注意です.「なにか起これば中止ですよ」の意味がわからないことがあるからです. そんな時は, 2週間に一度の診察を行うことで安全に処方できると考えています.

麻黄剤

麻黄からエフェドリンが長井長義博士により単離されました. 麻黄を含む漢方薬を漫然と長期投与すると血圧が上昇することがあります. 注意して使用しましょう. 一般外来では麻黄剤を長期投与する時は血圧計を購入してもらって, そして血圧が上がるようなら再受診や電話相談をするように指示します. それを嫌がる患者さんでは2週間毎の受診を勧めれば問題ありません.

「麻」の字がある漢方薬, 麻黄湯㉗, 麻杏甘石湯(55), 麻杏薏甘湯(78), 麻黄附子細辛湯(127), に麻黄が含まれていることは簡単に理解できます. 問題は「麻」の字が含まれないが麻黄

を含む漢方薬です．葛根湯❶，葛根湯加川芎辛夷❷，小青竜湯❿，越婢加朮湯㉘，薏苡仁湯㊾，防風通聖散㊽，五積散㊿，神秘湯㊿，五虎湯㊿などです．ちなみに升麻葛根湯⓱の「麻」は升麻，麻子仁丸⓲の「麻」は麻子仁のことで麻黄とは無関係です．

甘草含有漢方薬に注意

甘草はグリチルリチンを含みます．長期投与すると偽アルドステロン症を発症することがあります．血圧が上昇し，血清カリウムが下がり，そして下肢がむくみます．甘草が1日量で2.5gを超えると薬剤師の先生から，甘草の量を把握したうえで処方しているかの確認の電話をもらうことがあります．

しかし，他院で芍薬甘草湯㊽を1日3回数年間処方されてもまったくなんでもない患者さんが何人もいました．芍薬甘草湯㊽は構成生薬が2種類で漫然と投与すると耐性を生じ，また偽アルドステロン症の危険もあります．漢方を理解して処方していれば起こらないことですが，現実的に残念ながら起こっていることです．甘草含有量が多い漢方薬は**表9**のとおりです．

表9　甘草2.5g以上含む漢方薬

6g	芍薬甘草湯㊽
5g	甘麦大棗湯㊼
3g	小青竜湯❿，人参湯㉜，五淋散㊱，炙甘草湯㊽，芎帰膠艾湯㊼，桂枝人参湯㉜，黄連湯⓬，排膿散及湯⓬，桔梗湯⓭
2.5g	半夏瀉心湯⓮

一方で甘草は128内服薬中94処方に含まれています．すると漢方薬の併用で甘草は重複投与となり，甘草の量が2.5 gを超えることは多々あります（表10）．注意すればまったく問題ないことですが，漫然とした長期投与は要注意です．

表10　エキス剤を複数処方する時は甘草の量に注意

処方①（甘草 g）	処方②（甘草 g）	①＋②の甘草量（g）
芍薬甘草湯❻❽(6)	柴胡桂枝湯❿(2)	8
芍薬甘草湯❻❽(6)	疎経活血湯❺❸(1)	7
小青竜湯⓳(3)	小柴胡湯❾(2)	5
苓甘姜味辛夏仁湯⓳⓳(2)	小青竜湯⓳(3)	5
麦門冬湯㉙(2)	小柴胡湯❾(2)	4
白虎加人参湯㉞(2)	小柴胡湯❾(2)	4
麻杏甘石湯㊺(2)	小柴胡湯❾(2)	4
苓甘姜味辛夏仁湯⓳⓳(2)	小柴胡湯❾(2)	4
葛根湯❶(2)	桂枝加朮附湯⓳(2)	4
越婢加朮湯㉘(2)	防已黄耆湯⓴(1.5)	3.5
疎経活血湯❺❸(1)	当帰四逆加呉茱萸生姜湯㊳(2)	3

※生薬が重なる時は，エキス剤では処方①＋②の合計，煎じ薬では多いほうのみを処方します

　利尿剤を内服しているとカリウムが4以下となり不整脈を気遣う医師では，甘草含有漢方薬の投与を躊躇することがあります．そんな時は甘草を含まない漢方薬を知っていることが大切です．甘草を含まない漢方薬でも結構対応可能です．
　煎じ薬では去甘草（甘草を除く）とすればよいのですが，

構成生薬が固定されている漢方エキス剤では生薬を抜くことはできません．甘草を投与したくない時，そして漢方を与えたい時は表11のなかから甘草を含まない漢方薬を選ぶことになります．

表11 甘草を含まない処方

麻黄剤	麻黄附子細辛湯❿
瀉心湯	黄連解毒湯⓯，温清飲㊺，三黄瀉心湯⓭
柴胡剤	大柴胡湯❽，柴胡加竜骨牡蛎湯⓬
参耆剤	半夏白朮天麻湯㊲
腎虚に	八味地黄丸❼，六味丸㊻，牛車腎気丸⓱
血虚に	七物降下湯㊻，四物湯㊼
駆瘀血剤	当帰芍薬散㉓，桂枝茯苓丸㉕，大黄牡丹皮湯㉝
水毒に	五苓散⓱，小半夏加茯苓湯㉑，猪苓湯㊵
附子剤	真武湯㉚
建中湯	大建中湯⓴
下　剤	麻子仁丸⓬，大承気湯⓭
その他	半夏厚朴湯⓰，呉茱萸湯㉛，木防已湯㊱，茯苓飲㊽，辛夷清肺湯⓴，猪苓湯合四物湯⓬，茯苓飲合半夏厚朴湯⓰，茵蔯五苓散⓱，三物黄芩湯⓬，桂枝茯苓丸加薏苡仁⓬，茵蔯蒿湯⓭

小柴胡湯⑨（添付文書の禁忌事項）

①インターフェロン製剤を投与中の患者
②肝硬変，肝癌の患者
③慢性肝炎における肝機能障害で血小板数が10万/mm^3以下の患者

保険適用漢方エキス剤で唯一の禁忌項目は小柴胡湯⑨にあります．

高齢者では原発性肝癌や転移性肝癌に罹患している人も少なくありませんので，注意が必要です．

なお，この禁忌事項は小柴胡湯⑨にのみ適応され，不思議なことに小柴胡湯⑨含有漢方薬である柴胡桂枝湯⑩，柴陥湯(73)，柴朴湯(96)，小柴胡湯加桔梗石膏(109)，柴苓湯(114)には禁忌の記載はありません．

腸間膜静脈硬化症

最近注目されている山梔子による副作用です．山梔子含有漢方薬を5年以上内服している時には特に注意が必要といわれています（表12）．下痢，腹痛，便秘，腹部膨満，嘔気，嘔吐などが繰り返し現れた場合や便潜血が陽性となった時は念のため，大腸内視鏡検査を行いましょう．僕はまったく気にせず使っていますが，こんな副作用があると知っておくことは大切です．

表12　山梔子を含む漢方薬

黄連解毒湯⑮，加味逍遙散㉔，荊芥連翹湯㊿，五淋散(56)，温清飲(57)，清上防風湯(58)，防風通聖散(62)，竜胆瀉肝湯(76)，柴胡清肝湯(80)，清肺湯(90)，辛夷清肺湯(104)，茵蔯蒿湯(135)，加味帰脾湯(137)　など

フレイル処方・漢方的アプローチ

コラム：すべての構成生薬が必要なのか？

　漢方薬は生薬の足し算の叡智と説明しています．1804年に阿片の主成分が精製分離でき，それにモルヒネと名前を付けました．引き算の西洋薬の始まりと説明しています．それ以前は引き算ができないので，致し方なく足し算をしたのです．生薬を足して，効果を増し，副作用を減らし，またある時は新しい作用を作ったのでしょう．さて，そんな歴史がある漢方薬ですが，本当に構成生薬すべてが必要と思いますか．フレイルで頻用される補中益気湯❹❶は10種類，十全大補湯❹❽も字の如く10種類，人参栄養湯❶⓿❽は12種類の生薬からできています．ところが十全大補湯❹❽は出典元の和剤局方には実は最後に生姜と大棗を入れろと書いてあります．すると，今使われている十全大補湯❹❽は和剤局方の指示から2つの生薬がありません．同じように，実は不要な生薬があるかもしれませんね．そんなことも疑問に思うと切りがないのです．でも調べるべきなのですね．不要なら構成生薬数は少ないほうがよいでしょう．また，現代西洋薬学が進歩した今日，生薬の代わりに，石油から製造された西洋薬で代替できないかも調べてみたいですね．実際に，芒硝は天然物ではなく，日局無水芒硝，つまり人工の硫酸ナトリウムがすでに使用されています．漢方も進化すべきです．足し算の結晶であるのなら，次は西洋薬との足し算が当然に登場すべきなのです．そんな研究が進むことが漢方の発展には必須と思っています．

フレイル基本処方

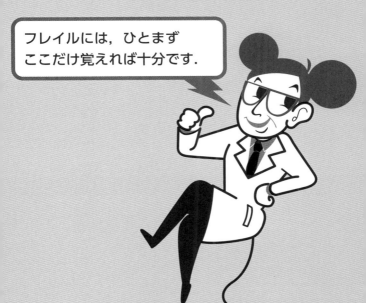

基本処方① 食欲の維持

> ともかく食べられるようになること

> 六君子湯❹❸が飲めない

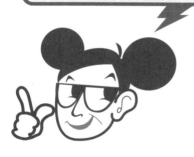

ワンポイントアドバイス

まず『湯』とは生薬を煎じたものです.六君子湯❹❸は蒼朮,人参,半夏,茯苓,大棗,陳皮,甘草,生姜の8種類を煎じます.約600 mLの水に決まった分量の生薬を入れて,約1時間煮詰めて半分ぐらいになったところで,かすを捨てて,そして1日2〜3回に分けて内服します.これが昔の飲み方です.こんな昔ながらの処方も実は保険適用です.

六君子湯

食欲を維持する六君子湯43は多くの方がおいしく飲める漢方薬です．お茶代わりに飲んでもよいと思っています．

四君子湯

食欲を増すはずの六君子湯43が胃に障ることがあります．そんな時は四君子湯75です．

フレイル基本処方

ワンポイントアドバイス

　一方で現代風の処方は，煎じたエキスを乳糖に混ぜています．通常1日量が7.5gです．煎じる時間的な手間もなく，携行性に優れています．患者さんには「高級インスタントコーヒーのイメージ」と説明しています．お湯に溶かせば，ドリップコーヒーに近くなるイメージです．

基本処方② 気力・体力の増強

気力・体力の衰え

効果を増強したい

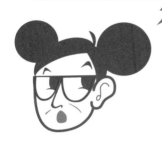

ワンポイントアドバイス

内服用の保険適用漢方エキス剤は148種類あります．そのなかに参耆剤は10種類です．そして参耆剤は3回よりも2回のほうが元気が出るという患者さんは少なくありません．保険病名には「病後の体力増強」があるので，「疲れる」と訴える人にはもちろん使用可能です．また，患者さんが望めば1日1回の投与でも構いません．

補中益気湯 ㊶　毎食前 3 回 or　1 日×1〜2 回

朝鮮人参と黄耆を含む参耆剤の王様です．また柴胡も含むので軽い鎮静作用や抗炎症作用があります．

補中益気湯 ㊶ ＋少量の附子（1 包あたりに 0.5 g）

少量の附子（1 包あたり 0.5 g）を追加すると漢方薬の効果が増強されます．高齢者では附子の副作用は出にくいのです．

フレイル基本処方

ワンポイントアドバイス

　附子は単剤で漢方薬に併用するスタイルで追加処方が可能です．附子含有漢方薬ではもちろん，附子を含んでいない漢方薬でも高齢者には附子の増量は効果的です．附子の副作用は発汗，動悸，ムカムカ，下痢，舌がしびれるなどですが，少量からボツボツ始めれば怖くありません．不快なことが起これば，それより少量がその人がその時に飲める量なのです．

基本処方③　滋養強壮

> 初老期以降の諸々の訴え

> 牛車腎気丸 ❶⓻ の効果を増強したい

> 附子が飲めない

ワンポイントアドバイス

牛車腎気丸❶⓻，八味地黄丸❼，そして六味丸❽⓻の大切な生薬は地黄です．地黄は滋養強壮剤です．金沢の遊郭の前に地黄煎町という町名が昭和の中期まで残っていました．今は地黄煎神社があります．遊郭の行き帰りに，地黄の飴を食したのです．そんなイメージが地黄で，他の共通生薬は山薬，山茱萸，茯苓，沢瀉，牡丹皮です．

>>> ## 牛車腎気丸 ㊼

牛車腎気丸㊼から牛膝と車前子を抜いたものが八味地黄丸❼です．どちらも大差ありません．

>>> ## 牛車腎気丸 ㊼ ＋附子（増量）

附子は通常は0.5gを添えます．1日量で1.5gになります．

>>> ## 六味丸 ㊷

附子を飲むと，胃に障る人がいます．そんな時は八味地黄丸❼から桂皮と附子を抜いた六味丸㊷の出番です．

フレイル基本処方

ワンポイントアドバイス

　附子の味が苦手な人，また附子の不快な作用を避けたい時は，六味丸㊷を使用します．附子は子どもでは不快な作用が出やすく，高齢者では出にくいといわれますが，附子が飲めない高齢者もいます．そんな時には六味丸㊷が選択肢になります．ツムラの六味丸㊷は，名前は丸剤ですが実は煎じたものをエキスにしています．つまり六味丸料のエキスです．

基本処方④　認知症に

認知機能の低下

抑肝散㊹が胃に障る

ワンポイントアドバイス

認知症の薬はどれも進行防止が精一杯で，なかなか症状が改善することはありません．アリセプト®にメマリー®なども併用されますが，抑肝散㊹の併用も悪くないと思っています．特に暴言や暴力など，暴れる傾向がある時は抑肝散㊹で著効したと感謝されることがあります．ともかく試してみましょう．

抑肝散 (54)

アリセプト®を飲んでいる認知症の方が漢方を希望されればまず試しましょう．アリセプト®と同じく効いた感は少ないですが，気長に処方します．

抑肝散加陳皮半夏 (83)

抑肝散(54)が胃に障る時は，陳皮と半夏を加えた抑肝散加陳皮半夏(83)なら飲めることが多いです．

ワンポイントアドバイス

抑肝散(54)が胃に障るという人が時々います．そんな時には陳皮と半夏を含む抑肝散加陳皮半夏(83)が飲めることが多いのです．ここでは陳皮と半夏が入るとより虚弱（虚証）の人でも飲めるようになります．一方で，六君子湯(43)では陳皮と半夏を抜いた四君子湯(75)が，虚弱（虚証）の人でも飲めるようになります．

基本処方⑤　呼吸器の悩みに

> 呼吸器病変

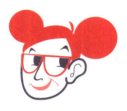

人参養栄湯 ⑩⑧

人参養栄湯⑩⑧は呼吸器バージョンの参耆剤です．昔は肺結核などに頻用されたのです．

ワンポイントアドバイス

構成生薬は地黄，当帰，白朮，茯苓，人参，桂皮，遠志，芍薬，陳皮，黄耆，甘草，五味子です．四物湯⑦もどき（川芎がない）と四君子湯⑦の主要生薬（蒼朮ではなくて白朮）を含む参耆剤です．五味子は呼吸器系に有効な生薬です．また遠志はこころに働く生薬で，他には加味帰脾湯⑬⑦や帰脾湯⑥⑤に含まれています．

基本処方⑥　処方に悩んだら

すべての高齢者の訴え

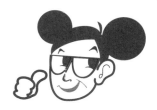

フレイル基本処方

真武湯 ㉚

華奢な人（虚証）向けの葛根湯❶といわれるほど，広くいろいろな病態や疾患に有効です．

ワンポイントアドバイス

　真武湯㉚は茯苓，芍薬，蒼朮，生姜，附子の5種類から構成される漢方薬です．血圧が上昇することがある麻黄や甘草を含まないので高齢者にも気軽に処方できます．温める生薬の附子と水のアンバランスを是正する茯苓や蒼朮を含む漢方薬と理解すれば使用頻度が増します．お年寄りで処方に悩めば真武湯㉚を処方するという究極の方法も理に叶っています．

コラム：母から学んだこと①

母は95歳まで生きました．90歳までは本当に元気で，このまま100歳まで生き抜くのではと家族みんなが期待していました．ところが認知症が進み，そして最後は大腿骨を骨折して，食が細くなり大往生を迎えました．母からはたくさん教わりました．僕の漢方処方のモルモットになってくれました．自分を含めた家族みんなが僕の漢方上達のためのモルモットであったのです．フレイルという概念に対する漢方処方は，勿論母からたくさん教わりました．基本的には補中益気湯㊶を元気な時から内服して気力を維持し，膝が少々痛くなってからは大防風湯(97)でその痛みを緩和し，食が細くなってからは六君子湯㊸を飲ませました．最後は点滴も胃瘻もしないと決めていましたので，トロミだけの生活でした．さすがに漢方薬は飲めなくなり，トロミだけ数口の食事で約6ヵ月，水分のトロミ1口の生活で最後の1ヵ月を過ごし，大往生を迎えました．脈は正直でした．元気な時は実している脈で，元気がない時は虚している脈でした．脈診などほとんど信じていなかった僕には衝撃的でした．腹診もたくさん勉強させてもらい，やはり漢方の力は強力で，母が90歳までフレイルという範疇に入らなかったのは漢方のお陰と思っています．

コラム：母から学んだこと②

　母はどんな時でも前向きで、くよくよせずに楽天的な人でした。そんな性格も元気に長生きした１つの要因と思っています。泳ぎは大好きでよく１人で区民プールに行って泳いでいました。当時僕は金槌でプールとはまったく縁がない生活をしていたので、もうすこし早く泳げるようになっていれば、一緒にプールに行けたのにと少々後悔しています。本は好きでした。しかし、本は認知症の進行防止には無力だったと思っています。認知症が始まりかけて、本を読むことが少々おっくうになった時、本を読むエネルギーを維持することができませんでした。一方で、母が「年寄り臭い」とちょっと馬鹿にしていたお年寄り達は、つまり井戸端会議や老人会が大好きなお年寄りは少々ボケても、その後進まない人が少なからずいました。ボケはじめてからも続けられる趣味や仕事が大切だと思えるのです。日常的に続けられることが大切です。仕事でも趣味でも、ボランティアでも、なにかフレイルという坂を転がり始めそうな時止めることができるものが何より大切と思えます。母は孫（僕の娘）に慕われた優しいおばあちゃんでした。わが家では死ぬことの会話はタブーではありません。いつかは死ぬというのは家族共通の合い言葉なのです。「ちょっと先におばあちゃんは天国にいくんだよ、次はパパの番、そしてママの番、次はお前の番、でも順番は狂うこともあるよね。精一杯生きようね」それが、母が残した合い言葉です。

フレイル基本処方

コラム：ボケないためにと質問された時の僕の答え

- ともかく歩くこと．歩ける体をつくるためにダンス・太極拳・水泳も
- 指先を使うこと．家事・裁縫・盆栽・絵を描く・写経・楽器演奏など
- アウトプットを．おしゃべり・歌う・ゲーム・人や犬の世話など
- ボランティアを．無償の奉仕はやっぱりよいようです
- 同居の人に優しくされすぎない．やることを見つける
- ボケ始めてもできることを．高尚な趣味はボケ始めるとできない
- 社交的でいること

母を見て思ったことです．エビデンスはありません．僕は母の遺伝子を受け継いでいます．両親と同じ病気にはなりやすいと患者さんにも説明しています．僕は認知症になる可能性が高いのです．僕が母のような認知症になれば，娘に迷惑をかけます．できる限りボケたくないのです．そんな僕の現時点での精一杯の答えです．ここに漢方薬はありません．抑肝散(よくかんさん)(54)は認知症による攻撃的な病態には有効なことがありますが，認知症自体には，まだ効いた感がありません．アリセプト®もメマリー®も効いた感がないのです．

曖昧な訴えに

症状がはっきりしなくても,なんとなく変であれば使ってみましょう.

フレイルがん領域

> どんながん疾患にも

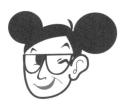

補中益気湯 ㊶ ＋牛車腎気丸 ⓲

高齢者とは限らず「がん」と診断されれば，この2剤の併用は最良のチョイスと思っています．

ワンポイントアドバイス

参考剤は10種類ありますので，他にも選択可能ですが，やはり迷うことなくまずは補中益気湯㊶です．そして六味丸類のなかでは，附子の量がもっとも多い牛車腎気丸⓲を使用します．ちなみに同じ六味丸類でも，六味丸㊘には附子は含まれていません．八味地黄丸❼は1日量0.5gです．一方で牛車腎気丸⓲は1gです．

フレイル消化器領域

どんな消化器疾患にも

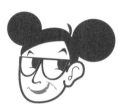

六君子湯（りっくんしとう）❹

消化器症状があれば六君子湯❹です．食欲不振にも逆流性食道炎にも効きます．体重が増えない時にも気長に使用します．

曖昧な訴えに

ワンポイントアドバイス

六君子湯❹は4週間ぐらいでは効いた感が湧かない薬です．しかし，気長に使用すると御利益があります．食べられなければ，良質な筋肉は付きません．筋肉量の減少を食い止めることがなによりフレイルには必要です．そうすれば，すこしでももとの元気な状態に復帰可能です．そんな意味合いでも六君子湯❹は使いやすい漢方薬です．

コラム：松田邦夫先生から学んだこと①

　松田邦夫先生に直接教えて頂く機会に恵まれてから約10年になります．ほぼ毎週伺っています．漢方に興味を持ち，そして自分で大柴胡湯❽と桂枝茯苓丸㉕を飲んで数年かかって，92 kgの体重が72 kgとなり，熟眠感が増し，後頭部の薄毛が気にならなくなり，そして長年患ったイボ痔が出なくなりました．そんな不思議な経験をして漢方好きになったものの，漢方の仮想病理概念の世界について行けず，理解ができず，腑に落ちずに悶々と過ごし，そろそろこれ以上の漢方の勉強は諦めようかと思っていた時に松田邦夫先生にお会いしました．その講義は今までになく爽快でした．そして運よく，直接ご指導頂く機会に恵まれたのです．最初の日，なんと松田先生は「漢方だけでは治らない」といわれたのです．「諸々の養生も大切だ」ということです．漢方だけを飲んで，他の努力をしないでフレイルから抜け出したり，またフレイルという状態に陥らないということは難しいでしょう．いろいろな努力と相まって漢方は力を発揮するのだと思っています．「漢方医こそ長生きしなければいけない」といわれます．確かに漢方医が養生を心がけずに，そして早死にしたのでは人を説得できません．松田邦夫先生の生き様を見ているだけで，フレイルから縁遠い生活のヒントがたくさん湧いてきます．僕にとって松田邦夫先生その人が人生の模範なのです．

フレイル呼吸器領域

> どんな呼吸器疾患にも

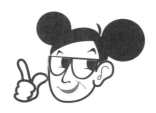

曖昧な訴えに

人参養栄湯 108
にんじんようえいとう

呼吸器系をメインターゲットにする参耆剤です．COPDや肺がん，肺転移，悪性中皮腫などに使用しています．

ワンポイントアドバイス

参耆剤ですので早急な効果を期待せず気長に処方します．患者さんはなんとなくよいということが多いですが，明らかに飲んでいると違うといってくれる人もいます．漢方薬は生薬の足し算なので，西洋薬では当然のことが当てはまらないこともあります．例えば，用量依存性ではなく，特に参耆剤は1日3回よりも2回のほうが有効といわれることがあります．

フレイル循環器領域

> どんな循環器疾患にも

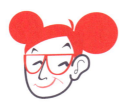

当帰湯 ⑩
胸部症状に頻用した参耆剤です．狭心症，心不全，心臓の手術後などには今でも併用漢方として候補に挙がります．

ワンポイントアドバイス

　当帰湯⑩は使用頻度が少ない漢方薬ですが，僕は愛用しています．山椒を含むのは当帰湯⑩と大建中湯⑩です．肋間神経痛にも使用します．参耆剤ですので体質改善の意味合いで気長に処方します．ある症状が突然に，または数週間で消失するといったミラクルも時々起こりますが，基本的にはボツボツ効くと思って処方することが肝要です．

コラム：松田邦夫先生から学んだこと②

約10年前，松田邦夫先生の外来に陪席している時のお話は運動のお話が多かったと記憶しています．松田先生は僕より30歳年上ですが，当時まったく運動から縁遠かった僕とは違って，毎週数回はジムに通って，水泳を習い，そして毎月100 km以上のランニングをされていました．漢方を学びに行きながら，たくさんの養生のお話を伺いました．そしていよいよ自分の運動をしないとダメなのではと合点がいったのです．まず，トレーナーに付いて筋トレを始めました．そして50歳を越えた金槌親爺が，水泳の練習を始めました．松田先生は決して「運動をしなさい」と命令口調では発言されません．自分が運動は大切だと思っている，そして実行しているというお話を淡々とされるだけなのです．自分でいよいよ運動を始めると，たくさんの発見がありました．今までは患者さんに運動を勧めても，いざ患者さんから運動に関して質問されるとまったく答えられませんでした．当然です．自分が運動をたしなんでいないので，どんな運動が体によいかがまったくわからないのです．自分でやって初めていろいろな気づきがありました．そしてボツボツと運動を重ねて，泳げるようになり，走れるようになり，自転車に乗れるようになり，佐渡のトライアスロンＡタイプ（3.8 kmスイム，190 km自転車，フルマラソン）を完走できました．すべて松田先生のご指導のお陰と思っています．

曖昧な訴えに

フレイル泌尿器領域

ファーストチョイス

↓

牛車腎気丸 ❿ が
飲めない時

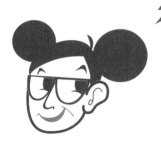

ワンポイントアドバイス

　初老期の諸症状は昔から誰もが悩んだことでしょう．牛車腎気丸❿はそんな症状群の改善のパッケージです．頻用にももちろん有効です．地黄が胃にもたれる時は，食後の内服や，六君子湯❸との併用も試みます．附子含有漢方薬ですので，附子の増量を行うと効果が増すことが多いです．少量から増量すればまったく心配ありません．

牛車腎気丸 ❿⓻

初老期の諸症状（腎虚）の改善のための漢方薬です．
八味地黄丸 ❼ でもほぼ同じ効果です．

清心蓮子飲 ⓫⓫

泌尿器疾患向けの参考剤です．牛車腎気丸 ❿⓻ の地黄が
胃に障る時に使用します．こちらには地黄はありません．

曖昧な訴えに

ワンポイントアドバイス

　清心蓮子飲 ⓫⓫ は，麦門冬，茯苓，蓮肉，黄芩，車前子，人参，黄耆，地骨皮，甘草の9種類の生薬からなる漢方薬です．車前子があると泌尿器科用を暗示します．車前子含有漢方薬は清心蓮子飲 ⓫⓫ の他は，五淋散 ❺❻，竜胆瀉肝湯 ❼❻，牛車腎気丸 ❿⓻ とどれも泌尿器科用です．蓮肉と地骨皮は使用頻度が低いですが，他6つの生薬は汎用されています．

フレイル精神神経領域

ファーストチョイス

加味帰脾湯 ❶❸❼ が飲めない時

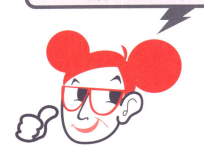

ワンポイントアドバイス

　加味帰脾湯❶❸❼は黄耆，柴胡，酸棗仁，蒼朮，人参，茯苓，竜眼肉，遠志，山梔子，大棗，当帰，甘草，生姜，木香の14種類の生薬から構成される漢方薬です．遠志は加味帰脾湯❶❸❼と帰脾湯❻❺の他には，人参養栄湯❶❶❾に含まれています．酸棗仁は加味帰脾湯❶❸❼と帰脾湯❻❺の他には，酸棗仁湯❶❶❸に含まれています．ともに「こころ」に作用する生薬です．

加味帰脾湯 (137)

参耆剤の「こころ」バージョンといったイメージで使用します．加味逍遙散㉔の参耆剤バージョンと理解してもよいでしょう．

帰脾湯 (65)

気力・体力を付ける参耆剤である加味帰脾湯(137)さえ胃に障る人がいます．そんな時には帰脾湯(65)の出番です．

ワンポイントアドバイス

加味帰脾湯(137)から，柴胡と山梔子を抜いたものが帰脾湯(65)です．ツムラのエキス剤では加味帰脾湯(137)には蒼朮，帰脾湯(65)には白朮が使われています．傷寒論の時代には蒼朮と白朮の違いはありませんでした．白朮のほうは蒼朮の利水作用に加えて元気をつける作用があると理解しておくと整合性が合います．そんな観点からも帰脾湯(65)がより虚弱者向けです．

コラム：レジリエンス

　ここ数年，レジリエンスという言葉が気に入っています．復活力などと訳されますが，ちょっと意味合いが違います．壊れそうになっても戻る力とも表現されます．僕的には鍛えると強くなる復活のための要素といったイメージです．つまり鍛えないとレジリエンスは強化されないのです．ちょっとの挑戦が必要なのです．若い頃から運動することは大切でしょう．ジムに行く必要はありません．長距離を歩いたり，階段を登ることを厭わない生活を心がければよいのです．好き嫌いなくバランスよく食べることも必要でしょう．精神的な強さも若い頃から鍛えるべきことです．漢方などの粉薬は飲めないという高齢者が実は相当数います．薬は不味くても，粉でも，錠剤でも飲むべきです．そんな教育をされていないのが不思議です．漢方はお湯に溶かせばよいので粉の問題は簡単に解消できます．転びやすいからとフラットな場所ばかりを歩くとかえって転びます．元気な時から不整地を歩く練習をすべきです．和式のトイレにも時々入れといっています．和式のトイレから立ち上がる時に老いがわかるのです．洋式トイレだけでは老いを感じません．優しいお嫁さんがいても，食事を作ったり，掃除をしたりすべきです．甘やかされてはダメです．よい対人関係を築く知恵も必要でしょう．結局レジリエンスを若い時から鍛えることがフレイル防止には最良と僕には思えるのです．

フレイル整形外科領域

> どんな整形外科疾患にも

大防風湯（だいぼうふうとう）97

参耆剤のリウマチバージョンといったイメージです．参耆剤ですから気長に使用します．附子を加えると効果が増強します．

ワンポイントアドバイス

大防風湯97は，黄耆，地黄，芍薬，蒼朮，当帰，杜仲，防風，川芎，甘草，羌活，牛膝，大棗，人参，乾姜，附子の15種類からなる漢方薬です．参耆剤で四物湯71（地黄，芍薬，川芎，当帰）を含み，附子と乾姜という強力に温める生薬を2つ含んでいる漢方薬です．附子と乾姜をともに含むのは大防風湯97だけです．

フレイル耳鼻科領域

> どんな耳鼻科疾患にも

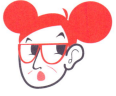

半夏白朮天麻湯 ㊲
参耆剤のめまいバージョンといったイメージです．参耆剤ですので気長に体質改善の意味合いを込めて使用します．

ワンポイントアドバイス

半夏白朮天麻湯㊲は，陳皮，半夏，白朮，茯苓，天麻，麦芽，黄耆，沢瀉，人参，黄柏，乾姜，生姜の12種類の生薬からなる漢方薬です．温める作用の強い乾姜を含み，茯苓，沢瀉，白朮などの利水効果のある生薬，陳皮や黄柏などの消化器系にも有効な生薬などを含んでいます．参耆剤ですので，気長に処方を継続します．

コラム：古典はヒント，処方の根拠にはなり得ない

　なぜその処方を選んだのかを聞かれることがあります．そしてそんな質問をした人は古典のどこにその文言があったのかを尋ねているのです．専門医試験などでも聞かれるのかもしれません．まず，漢方は食材と同じと思っています．料理は食材をいろいろと足し合わせて加工したものです．漢方は生薬を修治して足し合わせたものです．今日はお客さんが来るので，どんなメニューにしようかと思い悩んでいる時に，1800年前のメニューを根拠に今日のご馳走を作ることはまずないでしょう．昔のレシピは勿論参考にはなりますよ．でも食習慣も，生活環境も，また食材も，病気の種類も，ほとんどすべてが今と同じではないでしょう．『過去』は大切です．でもそれはヒントです．もっとも大切なことは『今』です．現代の同じような症例で有効であったから使うのです．『今』は根拠になります．昔はヒントです．ですから，『過去』の知恵はヒントと割り切って，『今』だけのデータで処方することも可能でしょう．また，『過去』のヒントを加味して処方を決定することも可能でしょう．しかし，『過去』のヒントだけを根拠とすることはあまり意味がないですね．そんな当たり前の思考を持つことが大切と思っています．特に西洋医に漢方の魅力を語るには，いくら『過去』のヒントを並べても説得力に欠けます．漢方の『今』の効果，漢方の『今』の有用性が大切で，それらこそが説得力になるのです．

曖昧な訴えに

> ## コラム：西洋医学と公衆衛生の発達で延びた平均寿命

　まず一番古いデータは1891～1898年の間に集められたもので、男性の平均寿命は42.80歳、そして女性の平均寿命は44.30歳でした（図5）．それから130年近くが経過してほぼ平均寿命は倍になりました．漢方だけがすばらしいのであれば、江戸時代が終わり、数十年経った時に平均寿命が今の半分とは情けないものです．やはり、公衆衛生と食生活の改善、そして西洋医学の発達で今の平均寿命が達成できたと思っています．

　第二次大戦後でも平均寿命は男性が50歳で、女性が54歳です．この頃は健康寿命などを議論するよりも、まず平均寿命の延長がなにより大切だったのですね．

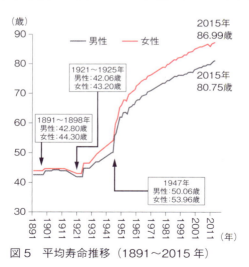

図5　平均寿命推移（1891～2015年）

高齢者の種々の症状に

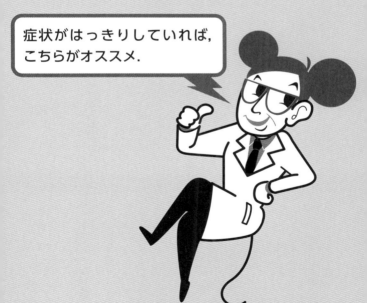

症状がはっきりしていれば，こちらがオススメ．

どんな高齢者の風邪にも

> まず風邪を引いたら

> 風邪が長引いたら

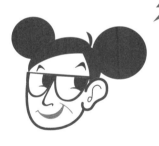

ワンポイントアドバイス

香蘇散⓻⓪は香附子,蘇葉,陳皮,甘草,生姜の5種類の生薬からなる漢方薬です.風邪かなと思ったらすぐに飲みます.ハズレてもよいのです.漢方はハズレを飲んだ時にはなにも起きません.風邪の時は著効します.飲むと微妙に汗ばみます.それが漢方が効いているということで,また風邪を引いたのだとわかります.風邪を疑えば迷わず飲みましょう.

香蘇散 ⑦

高齢者の風邪にはまず麻黄を含まない漢方薬で，その代表が香蘇散⑦です．桂枝湯㊺でも OK です．

参蘇飲 ㊽

香蘇散⑦には麻黄がないので風邪は少々長引きます．そんな時には参蘇飲㊽にバトンタッチします．

高齢者の種々の症状に

ワンポイントアドバイス

　麻黄が飲めればより効果的です．麻黄はエフェドリンを含んでいます．人によってはムカムカ，ドキドキなどの不快な作用が出ます．散剤を自分で作れるようになれば，香蘇散⑦に少量の麻黄を加えるともっと有効な風邪対策漢方薬になります．散はそのまま生薬を粉砕して全部飲むタイプの漢方薬です．湯は煎じるタイプの漢方薬です．

元気な高齢者の風邪

まず風邪を引いたら

汗をかいたら次に

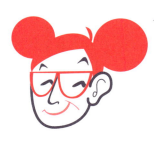

ワンポイントアドバイス

　フローチャート漢方薬では,風邪漢方薬は実証から虚証に向かって,麻黄湯㉗,葛根湯❶,麻黄附子細辛湯㉗,香蘇散⑰となっています.高齢者では通常後ろの2つを使用します.しかし,前2つが飲めれば,そちらが有効なこともあります.大塚敬節先生の自伝に,晩年になって自分の風邪には葛根湯❶ではなく麻黄湯㉗が効くとわかったとありました.

麻黄附子細辛湯 ⓘ127

元気な高齢者の風邪では麻黄附子細辛湯127を使用します．汗ばむまで不快な作用が出ない範囲で数時間毎に内服です．

麻黄附子細辛湯 127
＋桂枝湯 45

汗ばんだあとは桂枝湯45を加えます．桂枝湯45を加えるとより華奢な人（虚証）向けになります．

高齢者の種々の症状に

ワンポイントアドバイス

　桂枝湯45を加えると虚証向けになります．小柴胡湯9に桂枝湯45を加えている柴胡桂枝湯10が，小柴胡湯9よりも虚証向けです．汗ばむと，すでに急性期を過ぎてやや疲れた状態にあると考えればよいのです．そして初診時から汗ばんでいる時は，最初から麻黄附子細辛湯127＋桂枝湯45を使用します．これは桂姜棗草黄辛附湯と同じイメージになります．

コラム：母から学んだこと③

　母の認知症はどの薬も止めることはできませんでした。アリセプト®もメマリー®も，そして抑肝散54も試しましたが，どれも手応えはありませんでした。だんだんとボケていきました。「なんとなく変なのよね。昔と違うのよね。ボケ始めたのかしら？」といっていた時もありました。その度に，「そんなことはないよ」と否定したものの，今から思うと認知症の始まりであったようにも思えます。最後は孫と一緒に3人で風呂に入っても「お風呂に一緒に入ったおじさんは誰かね？」と家内に聴いていました。僕の顔は昔の思い出が強いのでしょうか。新しい記憶が消えて，古い記憶が残るようです。家内は嫁いでから，少々歳は取ったものの顔かたちはあまり変わりません。だから認識できるのだろうと思っています。家内と孫だけは最後までなんとかわかったようです。そんな母を見ていると，認知症が相当進んでいるのに，体が元気でもあまり意味がないように思えます。ともかく，認知症の画期的な薬剤が欲しかったのです。母は大腿骨を骨折しました。手術も勧められましたが，認知症の母にはお迎えの時期に思えました。胃瘻を入れればもっと長生きしたでしょう。点滴すればもっと生き延びたでしょう。でも僕たち家族は望みませんでした。骨折をして，食べられなくなって，それがお迎えの時と思えるのです。フレイルという概念は大賛成ですが，認知症もそこに入れてもらいたいと思います。

胃薬①

> 超虚弱な人にも使えますよ

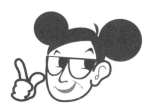

人参湯 32

虚弱な人（虚証）向けの胃薬です．口角からよだれが出ているようなイメージが典型的ですが，広く高齢者に使用可能です．

ワンポイントアドバイス

人参湯32は乾姜，甘草，蒼朮，人参の4種類の生薬で構成される漢方薬です．水のアンバランスを改善する甘草乾姜湯が含まれていて，また虚弱な人向けの生薬である朝鮮人参もあります．簡単な構成生薬ですが，それゆえ切れ味がよいともいえます．甘草が3g含まれているので，他の甘草含有漢方薬と併用で長期処方する時は偽アルドステロン症に注意します．

胃薬②

> 若い人にも効きますよ

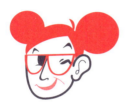

半夏瀉心湯 ⓮
一般的に広く使用される胃薬的漢方薬です．高齢者が飲んでも不快なことは少ないです．

ワンポイントアドバイス

　半夏瀉心湯⓮は小柴胡湯❾の柴胡を黄連に，生姜を乾姜に変えた漢方薬です．生姜と乾姜はともにショウガですので，重要な違いは柴胡と黄連のみです．半夏瀉心湯⓮の腹部所見が心窩部の圧痛（心下痞鞕）で，小柴胡湯❾の腹部所見が肋骨弓下の圧痛（胸脇苦満）と隣同士の圧痛である点なども似ていますね．小柴胡湯❾同様，こじれた状態にも有効です．

胃薬③

> ともかく胃痛を訴えれば

安中散 ❺

人参湯㉜や半夏瀉心湯⑭は胃部の不快感や膨満感に著効しますが，胃の痛みには安中散❺がファーストチョイスです．

ワンポイントアドバイス

安中散❺は桂皮，延胡索，牡蛎，茴香，甘草，縮砂，良姜の7種類の生薬で構成される漢方薬です．ツムラの128内服エキス剤で，延胡索，茴香，良姜を含むのは安中散❺のみです．延胡索は鎮痛作用があり生理痛にも有効です．なぜ，これほど鎮痛に有効な延胡索が安中散❺にしか使用されていないのかが不思議でしかたありません．

アレルギー症状

小青竜湯⑲のフレイル版

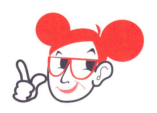

苓甘姜味辛夏仁湯 ⑲

麻黄を含まないアレルギー症状や花粉症の漢方薬です．小青竜湯⑲の裏処方ともいわれます．

ワンポイントアドバイス

　　高齢者に麻黄剤を最初から使うことはためらわれます．小青竜湯⑲を使いたいが，麻黄が気になる，そんな時に使用されるのが苓甘姜味辛夏仁湯⑲です．麻黄の使用方法に慣れると，高齢者にも短期間麻黄剤を使用することはまれではありません．麻黄で血圧が上がる可能性を念頭に置いて使用すれば問題ありません．そんな心配が不要な漢方薬がこれです．

コラム：同僚から学んだこと

　一緒に働いた同僚が老人保健施設の施設長をしています．そこでは入所の時に絶対に必要な薬剤以外はすべてやめるそうです．すると，なんと西洋薬を多数飲んでいた時よりも，遙かに元気になる高齢者が少なくないそうです．つまり，彼の印象は，西洋薬が元気のなさの原因になっています．そんな話を，他の老人保健施設の医師に聴いても，頭から否定する人はほとんどいません．必要最小限の薬剤で十分という意見がほとんどです．多くの薬剤は臨床試験を勝ち抜いて，世の中に登場します．ですから明らかなエビデンスがあるのです．しかし，高齢者だけに限った群でエビデンスを持っている薬剤にあまりありません．ほとんどないといっても過言ではありません．ある程度の年齢になれば不必要な薬剤を思い切って止めることも大切と思っています．むしろ，必須の薬剤以外は一度中止してみるのもよいのではと思っています．フレイルの勉強会などに行くと，同じく減薬が大切というコメントを目にします．今までは新しい病気を作って，病気の範囲を広げて，そして薬を売ってきました．新しい病気の概念は，ある意味製薬会社の思惑とも一致します．ところが，フレイルという概念は，実は減薬に繋がるのです．そんな視点からも，僕はフレイルという概念を応援してしまいます．そして西洋薬に変わって，安価な漢方薬が役に立つことを願っています．

咳

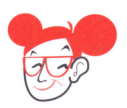

痰が出やすくなりますよ

麦門冬湯㉙

咳には麻杏甘石湯㊺も使用されますが，麻黄を含まない麦門冬湯㉙が高齢者ではファーストチョイスになります．

ワンポイントアドバイス

麦門冬湯㉙は麦門冬，粳米，半夏，大棗，甘草，人参の6種類の生薬からなる漢方薬です．潤いをつけるので，痰が出しやすくなります．咳を止めるというよりも，空咳の回数を減らすといったイメージです．麻黄や大黄のように飲み過ぎると血圧が上がったり，下痢をするような生薬はありません．有効なら頻回に内服しても問題ないのです．

長引く痰

> 昔の結核の処方です

清肺湯 ⑨⓪

長引く痰に使用されます．気長に処方すると有効です．短期間での効果を期待せずに処方しましょう．

ワンポイントアドバイス

清肺湯⑨⓪は当帰，麦門冬，茯苓，黄芩，桔梗，杏仁，山梔子，桑白皮，大棗，陳皮，天門冬，貝母，甘草，五味子，生姜，竹筎の 16 種類の生薬からなる漢方薬です．五味子，桔梗，杏仁など呼吸器系に関わる生薬が含まれています．長引く痰ですから，疲れている時には参耆剤である人参養栄湯⑩⑧も喜ばれます．

便秘

ファーストチョイス

セカンドチョイス

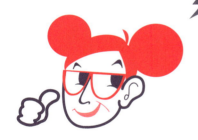

ワンポイントアドバイス

大黄甘草湯❽は構成生薬が2種類です．構成生薬が少ないものは基本的に頓服として使用します．常用すると効きが悪くなります．その点，潤腸湯㊶は10種，麻子仁丸⓺は6種の生薬で構成されるので耐性はできにくいのです．飲み方は本人に任せればよいのです．1日半包でも，1日1包を3回でも，1回に3包飲んでも，本人が喜べばそれが正解です．

麻子仁丸 (126) or 潤腸湯 (51)

高齢者の便秘にはまず芒硝を含まない大黄含有漢方薬を試します．内服量は排便に合わせて適当で構いません．

桃核承気湯 (61)

芒硝を含まない大黄含有漢方薬で快便感が得られない時は，芒硝＋大黄の承気湯類を使用します．

ワンポイントアドバイス

承気湯と名が付く漢方薬はエキス剤では桃核承気湯(61)，調胃承気湯(74)，大承気湯(133)があります．大黄甘草湯(84)に芒硝を加えると調胃承気湯(74)になります．調胃承気湯(74)に桃仁と桂皮を加えると桃核承気湯(61)です．大承気湯(133)は厚朴，枳実，大黄，芒硝です．大黄と芒硝を含む承気湯類は他に，大黄牡丹皮湯㉝，通導散(105)，防風通聖散(62)があります．

下痢気味

なんとなくお腹が緩い時に

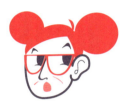

桂枝加芍薬湯 ㊻

過敏性腸症候群のファーストチョイスです．高齢者でもこの疾患を訴える人が増えています．

ワンポイントアドバイス

なんとなくお腹が緩い時にも効きます．またストレスなどで便意を頻回にもよおす過敏性腸症候群にはベースの薬剤として使用しています．そしてイリボー®などを加えて加療します．過敏性腸症候群でも便秘傾向になれば桂枝加芍薬大黄湯⑭を使用します．こちらは便秘単独の主訴でも使用可能です．桂枝加芍薬湯㊻に飴を加えると小建中湯㊴になります．

コラム：松田邦夫先生から学んだこと③

　松田邦夫先生は師匠である大塚敬節先生のお話をされます．1968〜1972年の4年間の大塚医院でのお話が多いのです．まず，勉強になったことは，大塚敬節先生でも最初から適切な漢方薬を処方できるとは限らないということでした．漢方薬に診断させながら，漢方薬を変えていきながら，ある時は変えると患者さんには答えながら，まったく変えずに1剤を押し通して結局は治ったことなど，さまざまです．漢方を勉強しだして，最初はなぜかビギナーズラックを引きます．むしろそんなビギナーズラックを引いた人が漢方を好きになるのかもしれません．最近はたくさんの漢方の講演会が行われています．そんな席上ではチャンピオンケースが披露されます．そしてそれがあたかも多くの場合でも起こると錯覚をして，実臨床で漢方薬を投与すると当たらないことも少なからずあります．そんな時に，「漢方診療を極めないから，古典を隅々まで読まないから打率が低いのだ」と説明する漢方の先生も少なくありません．でもそんなことではないのです．大塚敬節先生レベルになっても，松田邦夫先生レベルになっても，100％の打率で的確な漢方薬が処方できる訳ではないのです．漢方はともかく患者さんが教えてくれます．困っている患者さんにどんどんと漢方薬を処方することが最良の上達方法だと思っています．ですから，嫌いになる前に300処方をまず使ってくださいと僕の講演ではお願いしているのです．

慢性下痢

ファーストチョイス

セカンドチョイス

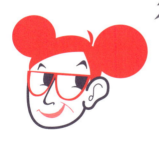

ワンポイントアドバイス

　通常はエキス剤を粉のまま飲んでも効果に差異はありません．お湯に溶かして飲んだほうが煎じ薬に近くなるのでより効果的ともいわれます．一方で慢性下痢に真武湯❸を使用する時はアツアツの熱服と徹底させます．そして真武湯❸1包を1日3回で飲んでもまったく効果が得られない時は，増量も選択肢ですが，あえて少量を試すと有効なことがあります．

真武湯 ㉚

慢性の下痢に真武湯㉚を使用する時は，アツアツのお湯に溶かして飲んでもらいます．熱服といいます．通常は温服です．

人参湯 ㉜

気長に処方します．慢性下痢に対する漢方薬で，胃にも症状があると出番が多くなります．真武湯㉚と人参湯㉜の併用も試みます．

ワンポイントアドバイス

　人参湯㉜は虚弱なタイプ（虚証）向けの胃薬でもあります．そして下痢にも有効です．真武湯㉚は腸の病変に特に有効といわれます．よって，両者の併用も選択肢の1つになります．西洋医学的に困っている慢性下痢の状態が漢方で簡単に解決することはまれです．4週間の投薬で少々の改善を期待して適切な漢方薬を探し，その後は気長に投薬を続行することが肝要です．

イレウス気味

ファーストチョイス

セカンドチョイス

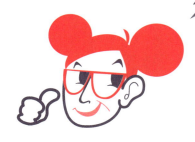

ワンポイントアドバイス

　大建中湯⑩は今や漢方薬との認識もなくイレウス傾向に使用されています．もっとも売れている保険適用漢方エキス剤です．元来は腹部が冷えて腸の動きが腹壁から見えるようなイメージに使用します．大建中湯⑩が頻用されることは喜ばしいことですが，漢方薬の基本は1剤の処方です．投薬の必要がない時には休薬することも肝要です．

大建中湯 ⑩
1日3回内服で,1回あたり2包が通常内服量ですが,1回あたり1包でも結構有効です.

大建中湯 ⑩
+桂枝加芍薬湯 ⑥
大建中湯⑩で無効な時は中建中湯(大建中湯⑩+桂枝加芍薬湯⑥)を試みます.

高齢者の種々の症状に

ワンポイントアドバイス

　大建中湯⑩は,膠飴,乾姜,人参,山椒の4つの生薬からなる漢方薬です.膠飴は飴です.中建中湯とは大建中湯⑩+小建中湯⑲の意味合いです.ともにエキス剤がありますが,飴が共通します.そこで小建中湯⑲から膠飴を抜いた桂枝加芍薬湯⑥を大建中湯⑩に加えるのです.大建中湯⑩で効果がイマイチの時は是非試してください.

頭痛・頭が重い

初老期の循環器向け漢方

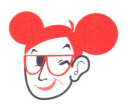

釣藤散 47

牛車腎気丸107や八味地黄丸7の循環器バージョンといったイメージです．初老期の循環器系の訴えに使用します．

ワンポイントアドバイス

釣藤散47は，石膏，釣藤鈎，陳皮，麦門冬，半夏，茯苓，菊花，人参，防風，甘草，生姜の11種類の生薬からなります．冷やす代表的な生薬である石膏を含み，温める生薬がないので冷える傾向で悪化する状態にはお勧めできません．しかし，内服しないとわからないことも多く，試しに内服して無効であれば変更という気楽な立ち位置で処方することが大切です．

コラム：負けるな漢方専門医

　漢方専門医には堂々と振る舞ってもらいたいと思っています．専門医の仕事は，僕が啓蒙しているモダン・カンポウで，フローチャートで治らないような症状に対応することです．自分の患者が減るとか些細なことを危惧しているような専門医は不要です．西洋医が趣味で行っている漢方診療に正々堂々と太刀打ちしてこその専門医です．まず腹診が，舌診が，脈診が，どの程度専門医のなかで違うのか，同じなのかを教えてください．簡単なことです．10人の専門医を集めて，患者をたくさん用意して，そしてそれぞれが所見を書いて，「一斉の声」で答えをオープンすればよいのです．患者をまず診てからの所見と，まったく診ずに漢方診療だけの所見も比べてもらいたいですね．ともかく人を説得することを念頭に置いてください．仲良しサークルでは通用することも，漢方嫌いの西洋医を納得させるには不十分ですよ．また漢方医学的診療が必須と思っているのなら，フローチャート的処方と漢方的診察を加味した処方でRCTを行ってください．そこで差が出れば，だれもが漢方診療をやったほうがよいと納得できます．そんな簡単なことにもトライしないようであれば，漢方診療が必要と言い放つ資格はありません．西洋医を説得できなければ漢方は，極めて小さなオタクの世界で生き続けるしかないのです．専門医は自負を持って，自分が行っていることが正しいと説得することを心がけてください．

めまい・ふらつき

ファーストチョイス

セカンドチョイス

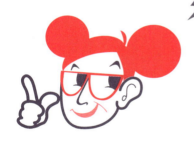

ワンポイントアドバイス

　まず西洋医学的に問題ないことが最優先です．高齢者では頭蓋内病変でめまいを起こすことも少なくありません．訴えが長い時は頭部 CT 検査は必要です．めまいは本人の訴えによるので完治を目標にすると医療サイドも患者も不幸です．まずはすこしでも楽になることを目指しましょう．すこしでもよくなる漢方に出会えば，それを気長に続行します．

苓桂朮甘湯 ❸

めまいには，まずファーストチョイスとして，苓桂朮甘湯❸を使用します．まず完治ではなく楽になることが目標です．

半夏白朮天麻湯 ❸ or 真武湯 ❸

半夏白朮天麻湯❸は参考剤です．気長に体質改善を期待して処方します．真武湯❸は附子剤です．陰証の葛根湯❶ともいわれます．冷えがある時には結構効きます．

ワンポイントアドバイス

　めまいやふらつきは高齢者が高頻度に訴える病態です．まず，めまいやふらつきで実際に転んだことがあるかが大切と思っています．ふらつくだけであれば，励ますことも大切です．自信を持って，歩けと指導します．急性期のめまいは五苓散❶も候補になります．そんな五苓散❶が慢性期のめまいに有効なこともあります．

膀胱炎

ファーストチョイス

セカンドチョイス

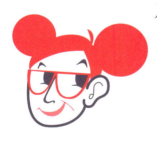

ワンポイントアドバイス

　膀胱炎に抗生物質を使用すると不快な作用が出るので内服を控えたいという高齢者は少なくありません．そんな時には猪苓湯❹の内服と，お湯を頻回に飲むこと，そして腹巻きを励行させます．猪苓湯❹は膀胱炎の発症防止にも有効です．この場合は長期的に内服してもまったく問題ありませんが，長期服用には猪苓湯合四物湯⓲が好まれます．

猪苓湯 ㊵

膀胱炎のファーストチョイスは猪苓湯㊵です．抗生物質との併用でOKです．

猪苓湯合四物湯 ⑪②

膀胱炎症状が慢性化したら，猪苓湯合四物湯⑪②を気長に処方します．

高齢者の種々の症状に

ワンポイントアドバイス

　猪苓湯合四物湯⑪②はあまり常備されていない処方です．猪苓湯㊵＋四物湯㋛で代用可能です．しかし，実は猪苓湯㊵＋四物湯㋛は，猪苓湯合四物湯⑪②ではありません．猪苓湯㊵は5種の生薬，四物湯㋛は4種の生薬から構成されます．9種を一緒に煎じたものと，5種と4種をそれぞれ煎じたものは厳密には別物です．臨床的効果の違いは是非試してください．

自律神経失調症

ファーストチョイス

セカンドチョイス

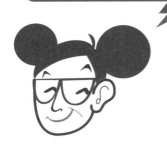

ワンポイントアドバイス

女性の更年期障害は閉経には無関係と説明しています．高齢者でも同様の症状は起こります．そんな時に自律神経失調症と病名をつけてもよいですが，処方する漢方薬はまず加味逍遙散㉔です．加味逍遙散㉔タイプの患者さんに薬の効果を尋ねて，それを信じては負けます．決して楽になったとはいいません．常に病気を探しているからです．

加味逍遙散㉔

高齢者にも自律神経失調症もどきは増加しています．不定愁訴が多い時のファーストチョイスです．

女神散(67)

1つの愁訴に固執する時に．

or 抑肝散(54)

かんしゃく持ちのような時に．

or 柴胡加竜骨牡蛎湯⑫

ストレスで落ち着かない時に．

ワンポイントアドバイス

加味逍遙散㉔タイプでは，患者さんから受け取るイメージが薬の有効性を判断するうえでもっとも大切です．患者さんの発言に動じない勇気がいるのです．基本は加味逍遙散㉔の長期処方です．しかし，患者さんが処方の変更を強く希望する時には，女神散(67)，抑肝散(54)，柴胡加竜骨牡蛎湯⑫からチョイスします．そして，また加味逍遙散㉔にもどればよいのです．

関節痛

ファーストチョイス

セカンドチョイス

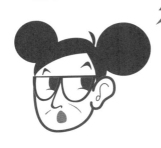

ワンポイントアドバイス

鎮痛効果がある生薬は多数ありますが，代表は麻黄と附子です．麻黄はエフェドリンを含みますので高齢者には最初からは使い難いのです．そこで高齢者でのファーストチョイスは附子剤になります．桂枝加朮附湯⑱から入って，そして附子の増量が常套手段です．西洋薬との併用ももちろん OK です．食後の内服でも構いません．

桂枝加朮附湯 ⓲

高齢者では，まず附子の鎮痛効果に期待するのです．そんな時のファーストチョイスです．

桂枝加朮附湯 ⓲
＋附子（増量）

附子は通常は1回内服あたり0.5gから増量します．1日で1.5gです．そして4週毎に3g，4.5gとアップします．

ワンポイントアドバイス

　附子は漢方薬と併用する時には単剤で処方可能です．附子は熱薬ですので，副作用の代表は発汗です．そして心臓の鼓動を感じる，ムカムカする，下痢をする，そしてまれに舌がしびれるなどと訴えます．死亡するようなことはありません．まず自分で飲んでみると安全性を納得できます．高齢者は子どもよりも安全に相当量の附子を内服可能です．

膝関節症

ファーストチョイス

セカンドチョイス

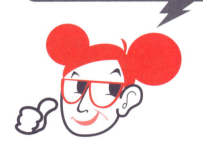

ワンポイントアドバイス

防已黄耆湯⑳単独で痛みが楽になることは確かにありますがまれです．防已黄耆湯⑳は防已，黄耆，蒼朮，大棗，甘草，生姜の6種類の生薬からなる漢方薬です．防已以外は頻出生薬にて鎮痛効果は防已にあることが理解できます．膝に水が溜まっている場合などは，蒼朮の利水作用でも痛みは楽になります．高齢者ではまず副作用の少ないこれから使用します．

防已黄耆湯 ⑳

膝の痛みにはまず防已黄耆湯⑳を試みます．効けば儲けものと思って4週間処方します．すこしでもよくなれば継続です．

防已黄耆湯 ⑳
＋越婢加朮湯 ㉘

防已黄耆湯⑳は麻黄を加えたほうが断然に効きます．麻黄の副作用に気を配りながら越婢加朮湯㉘を併用します．

ワンポイントアドバイス

　越婢加朮湯㉘は，石膏，麻黄，蒼朮，大棗，甘草，生姜からなる漢方薬です．石膏と麻黄以外は防已黄耆湯⑳に含まれていますので，煎じ薬では石膏と麻黄を防已黄耆湯⑳に加えると防已黄耆湯合越婢加朮湯になります．しかし，エキス剤では共通する生薬はそのまま増量されます．甘草が共通しているので偽アルドステロン症には注意を払います．

腰痛

> ファーストチョイス

> セカンドチョイス

> 下肢が冷たい

ワンポイントアドバイス

疎経活血湯❸は四物湯㼀（地黄，芍薬，川芎，当帰）に，蒼朮，桃仁，茯苓，威霊仙，羌活，牛膝，陳皮，防已，防風，竜胆，甘草，白芷，生姜と17種類の生薬から構成されます．生薬数が多いと体質改善のイメージとなり，通常はボツボツと効きますので，気長に処方します．しかし，疎経活血湯❸は思った以上に早々と効くことがあります．

疎経活血湯 ㊾

腰痛だけを訴えれば疎経活血湯㊾をファーストチョイスにしています．思った以上に有効なことが多いです．

牛車腎気丸 ⑩

腰痛も初老期以降の諸々の症状の1つですので，牛車腎気丸⑩や八味地黄丸❼が有効なことがあります．

当帰四逆加呉茱萸生姜湯 ㊳

ワンポイントアドバイス

牛車腎気丸⑩や八味地黄丸❼は初老期の諸症状（腎虚）の特効薬です．特効薬といっても精一杯の昔の知恵です．八味地黄丸❼は8種の生薬から構成され，牛車腎気丸⑩はそれに牛膝と車前子を加えたものです．一方で当帰四逆加呉茱萸生姜湯㊳は桂枝湯㊺に当帰，木通，呉茱萸，細辛を加えた9種類の生薬からなります．

コラム：学会発表の場所と方法は

　この書籍を使って，漢方を使用して，うまくいった症例を経験したら，是非みなさまの西洋医学の領域の学会で発表してください．西洋医学の補完医療として漢方が有益であるというメッセージを送ってもらいたいのです．また，ある程度の症例を経験して，漢方が無用と思われたら，そんな発表も是非行ってください．世の中には『出版バイアス』というものが存在します．自分達に都合のよい情報はより広まりやすいということです．都合の悪い情報もしっかりと発信するのがフェアな立ち位置です．

　東洋医学だけの集まりで最初から発表することはお勧めできません．せっかく発表をしても，西洋医からしてみれば意味のわからない質問をされたり，罵倒されたりして不愉快な思いをすることもあるからです．どんな質問をされても動じない度胸があれば，是非立ち向かってください．そんな発表場所で大切な心構えは，

- 理由はどうであれ，うまくいったことだけを強調すること，そして説得できること．
- 他の処方の選択肢がないかを聴かれても，「ありませんでした」と答えればよいのです．
- 処方の根拠を聴かれても，古典を紐解くのは止めましょう．今だけを語ればよいのです．
- ともかく西洋医が使用して，困った症状が治ったというメッセージだけが大切で，また十分です．

間欠性跛行もどき

> 歩ける距離が伸びますよ

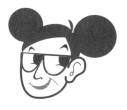

当帰四逆加呉茱萸生姜湯 ㊳
とうきしぎゃくかごしゅゆしょうきょうとう

間欠性跛行とは,ある一定距離を歩くと足が痛くなる病気です.腰部脊柱管狭窄症による間欠性跛行にはもちろん,動脈閉塞による間欠性跛行 こも処方します.

ワンポイントアドバイス

　西洋薬と併用します.血管性の跛行には無意味と思っていましたが,僕のグループの臨床研究で,動脈閉塞による間欠性跛行には,抗血小板剤の投与で跛行の距離の改善が頭打ちになった時に当帰四逆加呉茱萸生姜湯㊳を加えると跛行距離がさらに延長しました.漢方の効果を疑うことは簡単ですが,実際に使ってみると有用性に気づくことは多々あります.

しもやけ

気長に飲むと楽になりますよ

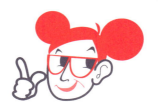

当帰四逆加呉茱萸生姜湯 ㊳
しもやけや凍傷を訴える高齢者は暖房が普及した今日でも思った以上に存在します．そんな時のファーストチョイスです．

ワンポイントアドバイス

　当帰四逆加呉茱萸生姜湯㊳は昔からしもやけのファーストチョイスでした．体質改善の効果もあり，1年間内服すると，去年の冬よりはしもやけの程度が軽いと答えることが多いです．そんな時には患者さんが内服の継続を希望します．気長に数年処方することもあります．また患者さんが「調子がよくなったからやめる」といえば，それでよいのです．

耳鳴り

> 楽になることを目指しましょう

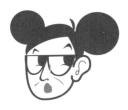

八味地黄丸 ❼
ダメモトと思って処方します．気長に処方すると10人に1〜2人はよくなったといってくれます．

ワンポイントアドバイス

難聴は漢方薬では治りませんと答えています．耳鳴りも「漢方薬では難しい」と返答します．そして，「すこしでも楽になるように漢方を処方します．そしてあなたも耳鳴りに慣れる努力をしてください」と言い添えます．そんなお話をしておくと，また，過剰な期待をしないで処方を継続していると「結構よくなりました」と喜ばれることがあります．

口内炎

> ファーストチョイス

> セカンドチョイス

> サードチョイス

ワンポイントアドバイス

　桔梗湯⓭は口腔内や扁桃，咽頭の炎症に有効です．使用方法はアツアツのお湯に溶かしても，または水に入れて電子レンジでチンしても大丈夫です．そしてペットボトルにでも移して冷蔵庫に入れて，頻回にうがいしながら飲み込みます．桔梗湯⓭は甘草と桔梗だけからなる漢方薬です．甘草だけからなる甘草湯でも代用可能で，保険適用漢方エキス剤です．

桔梗湯 ❶❸❽

桔梗湯❶❸❽はお湯に完全に溶かして，そして冷蔵庫で冷やして，頻回にうがいをしながら飲み込みます．

桔梗湯 ❶❸❽ ＋半夏瀉心湯 ❶❹

桔梗湯❶❸❽との併用で問題ありません．半夏瀉心湯❶❹は1日3回内服します．

桔梗湯 ❶❸❽ ＋黄連解毒湯 ❶❺

桔梗湯❶❸❽との併用で問題ありません．黄連解毒湯❶❺は1日3回内服します．

ワンポイントアドバイス

　半夏瀉心湯❶❹や黄連解毒湯❶❺は数回の内服で口内炎が軽快することもありますが，口内炎をくり返すような場合は体質改善の意味合いで気長に長期処方するという方法もあります．どちらか悩む時は飲みやすいほうを飲んでもらうという選択方法もあります．漢方はおいしいと感じるほうが有効な可能性が高いと思っています．

しゃっくり

ファーストチョイス

おまけ

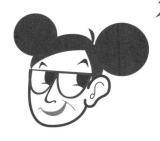

ワンポイントアドバイス

しゃっくりで悩んでいる高齢者も実はいます．そんな時に対処方法を知っていると喜ばれます．即座に有効なこともありますし，何回か試してやっと効いたといわれることもあります．苦さや不味さがこの場合は大切と思っていますので，いつもより濃いめにお湯に溶かして，味わいながら飲み込みます．試してみてください．

呉茱萸湯 ㉛ or 黄連解毒湯 ⓯

お湯に濃いめに溶かして飲むと有効なことがあります．呉茱萸湯㉛と黄連解毒湯⓯はどちらも試してみましょう．

柿の蔕を煎じる

干し柿でも生柿でも，その蔕を集めて煎じると苦い液体が得られます．それを飲むのです．

高齢者の種々の症状に

ワンポイントアドバイス

保険適用漢方エキス剤ではありませんが，柿蔕湯というのがあります．柿の蔕(柿蔕)に丁子と生姜を加えます．これはOTCでも販売されています．柿の蔕をともかく煎じればしゃっくりには効果的です．昔の知恵も今の医療で治らない訴えには，特に活躍の場があると思っています．これからは西洋医学の効果をますます高めることも漢方の役割と思っています．

副鼻腔炎・後鼻漏もどき

ファーストチョイス

セカンドチョイス

ワンポイントアドバイス

副鼻腔の訴え,蓄膿症もどきの愁訴,後鼻漏,鼻の詰まりなどを訴える時に西洋薬と併用して使用します.また今までの西洋薬がどれも無効であれば,漢方単独の投与も問題ありません.辛夷清肺湯⑩は体質改善的なイメージで気長に使用します.4週間処方して,すこしでも改善傾向があれば続行です.葛根湯加川芎辛夷❷は効果がなくなった時に温存しておきます.

›› 辛夷清肺湯 ⓘ⓴

高齢者では麻黄を含まない辛夷清肺湯⓴がファーストチョイスです．

›› 葛根湯加川芎辛夷 ❷

葛根湯加川芎辛夷❷は麻黄剤です．必要以上に怖がる必要はありませんが，血圧の上昇には気を配りましょう．

高齢者の種々の症状に

ワンポイントアドバイス

　葛根湯加川芎辛夷❷は葛根湯❶に辛夷と川芎を加えたものです．副鼻腔の訴えには辛夷含有漢方薬がまず出番ですが，保険適用漢方エキス剤には葛根湯加川芎辛夷❷と辛夷清肺湯⓴があります．一般的には葛根湯加川芎辛夷❷がファーストチョイスですが，麻黄剤にて高齢者ではセカンドチョイスにしてあります．血圧に注意すれば長期投与も可能です．

のどの違和感

ファーストチョイス

セカンドチョイス

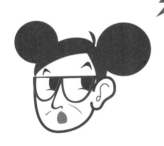

ワンポイントアドバイス

うつうつ気分の時に,のどの違和感を高頻度に訴えます.中国では咽中炙臠,つまり咽喉部に焼いた肉片が引っかかっているような異物感があると表現しました.日本では梅の種がのどに引っかかっているといった意味合いで梅核気といわれました.現代人がそんな風に訴えたりはしませんが,処方選択のヒントを覚えるには昔の言葉も役に立ちます.

半夏厚朴湯 ⓰

西洋医学的にはまったくのどに異常がなく，でも違和感がある時に使用します．

苓桂朮甘湯 ㊴

苓桂朮甘湯㊴にも実はのどの違和感（咽中炙臠）を治す効果があります．半夏厚朴湯⓰が無効時に試しましょう．

高齢者の種々の症状に

ワンポイントアドバイス

　咽中炙臠と思って半夏厚朴湯⓰を投与しても効かないこともあります．そんな時にはなぜか苓桂朮甘湯㊴が有効なことがあります．是非試してください．うつうつ気分と咽中炙臠は相関しますので，加味逍遙散㉔や加味帰脾湯⓭⓻も有用です．高齢者では参耆剤である加味帰脾湯⓭⓻を気長に投与するという選択肢も残ります．

湿疹

> ファーストチョイス

> 冬に悪化する・乾燥して増悪

> 夏に悪化する・ジクジクして増悪

ワンポイントアドバイス

十味敗毒湯❻は，桔梗，柴胡，川芎，茯苓，樸樕，独活，防風，甘草，荊芥，生姜の10種類の生薬からなる漢方薬で，柴胡剤です．柴胡は慢性の病変にともかく有効なのです．慢性の炎症を鎮静化させる作用もあります．こころの鎮静作用もあります．柴胡剤は漢方でいう少陽病期，つまり急性期である太陽病期を過ぎて使用する薬剤です．

十味敗毒湯 ❻

経過の長い，慢性的な皮膚病変には十味敗毒湯❻がファーストチョイスとなります．

温清飲 ❺❼

冬に悪化する湿疹，乾燥して増悪する病変が温清飲❺❼を選択するキーワードです．

消風散 ㉒

夏に悪化する湿疹，ジクジクして増悪する病変が消風散㉒を選択するキーワードです．

ワンポイントアドバイス

温清飲❺❼は四物湯㉛（地黄，芍薬，川芎，当帰）に黄連解毒湯⓯（黄芩，黄連，山梔子，黄柏）を加えたものです．四物湯㉛には潤す効果があるので，カサカサした皮膚病変に有効です．消風散㉒は石膏を含む漢方薬で冷やす作用があります．ですから夏に悪化する皮膚病変に有効なのです．しかしあくまでもヒントなので，無効な時は逆のものを試しましょう．

蕁麻疹

```
ファーストチョイス
      ↓
セカンドチョイス
      ↓
茵蔯蒿湯 ❶㉟ で
下痢をする時
```

ワンポイントアドバイス

　蕁麻疹を長く患っている高齢者も少なくありません．まず十味敗毒湯❻をトライします．蕁麻疹は来院時には消失していることも多いので，最近はデジカメやスマホなどでひどい状態の時に蕁麻疹を撮影してもらい，出現頻度をカレンダーに記録してもらいます．4週間の漢方薬の投与で軽快傾向となれば気長に続行します．そしてカレンダーで頻度の確認をします．

十味敗毒湯 ❻

経過の長い皮膚病変のファーストチョイスです．よって経過の長い蕁麻疹にも使用します．

茵蔯蒿湯 ⓭⓯

急性期の蕁麻疹にも有効です．大黄剤にて便秘傾向の人に使用します．

茵蔯五苓散 ⑰

下痢傾向の人には大黄を含まない茵蔯五苓散⑰を用います．

ワンポイントアドバイス

　茵蔯蒿を含む漢方薬は蕁麻疹にも有効です．茵蔯蒿湯⓭⓯と茵蔯五苓散⑰があります．茵蔯蒿湯⓭⓯は茵蔯蒿，山梔子，大黄です．茵蔯五苓散⑰は，五苓散⑰に茵蔯蒿を加えたものです．まず茵蔯蒿湯⓭⓯を考慮しますが，下痢にて飲めない時には茵蔯五苓散⑰が選択肢になります．勿誤薬室方函口訣のなかで浅田宗伯もそういっています．

掻痒症

> ファーストチョイス

> セカンドチョイス

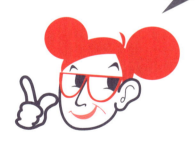

ワンポイントアドバイス

当帰飲子❽は，四物湯❼（地黄，芍薬，川芎，当帰）に蒺藜子，防風，何首烏，黄耆，荊芥，甘草を加えたものです．荊芥は皮膚病変に好んで用いられます．四物湯❼も黄耆も皮膚に潤いを与えるので当帰飲子❽が老人性掻痒症に有効と理解できます．華奢なタイプ（虚証）用の漢方薬といわれます．実証バージョンは温清飲❺です．

当帰飲子 ❽⑥

老人性掻痒症といえば当帰飲子❽⑥です．四物湯❼①含有漢方薬ですので，軽快傾向にあれば気長に処方します．

温清飲 ㊼

当帰飲子❽⑥よりはがっちりタイプ（実証）向けの漢方薬です．高齢者ではセカンドチョイスになります．

高齢者の種々の症状に

ワンポイントアドバイス

温清飲㊼は四物湯❼①（地黄，芍薬，川芎，当帰）と黄連解毒湯⓯（黄芩，黄連，山梔子，黄柏）を合わせたものです．四物湯❼①は温めるイメージの漢方薬ですが，一方で黄連解毒湯⓯は冷やすイメージの代表的漢方薬です．こんな温める漢方と冷やす漢方の調和が温清飲㊼ともいわれます．当帰飲子❽⑥で無効な時は是非使用してください．

帯状疱疹後疼痛

ファーストチョイス

セカンドチョイス

ワンポイントアドバイス

鎮痛効果を持つ代表的生薬は麻黄と附子です．この両者を含む保険適用漢方エキス剤は麻黄附子細辛湯㉗しかありません．西洋薬で軽快しない痛みには，漢方薬の出番です．西洋薬との併用で問題ありません．しかし，一緒に始めるとどちらが効いたかわかりません．西洋薬は変更せず漢方を上乗せすることが多いと思います．

麻黄附子細辛湯 127

麻黄剤ですが，あえて高齢者でも使用します．麻黄と附子の鎮痛効果に期待しているのです．

麻黄附子細辛湯 127
＋附子（増量）

附子剤は附子を増量すると効果が増強します．1日量1.5ｇから徐々に4週間毎に増量します．

ワンポイントアドバイス

　附子はトリカブトを減毒処理したものです．生薬に手を加えることを修治といいます．修治を施して劇薬のトリカブトを薬効がある生薬にしたのです．そして現代でも完璧な減毒技術をトリカブトに施して附子は生産されています．減毒技術の進歩と薬理効果は反比例していると思います．ですから附子を増量したほうが昔ながらの効果に近づくと考えています．

コラム：松田邦夫先生から学んだこと④

　「古典を読め．後は患者が教えてくれる．古人は嘘をつく．わしのいったことでも，そのまま信用することはない．自分でやってみて，納得したら真似してごらん」大塚敬節先生が松田先生に送った言葉です．昔の人も，今の人も嘘をいいます．嘘というと過激かも知れませんが，チャンピオンケースをあたかもいつもあるように語ること，語ってしまうことはよくあることです．チャンピオンケースはまれなのです．それを理解する前に，チャンピオンケースだけを擦り込まれると，そのチャンピオンケースを経験できない時は，むしろ漢方嫌いになってしまうのです．

　また，たくさん処方を変更して，そしてやっと有効な処方に巡り会ったのに，最初から処方したといい放つこともできます．また極論すれば，ゴーストライターに書いてもらって，あたかも有効だった症例を並べることもできます．なにが真実かは実はわからないのです．だからこそ，自分で経験する必要があるのです．自分の経験には嘘はないのですから．

　松田邦夫先生の外来を陪席して，お話を聴いていると，いつもとても爽快なフィアー感を感じるのです．

　言葉では言い表せないオーラを感じます．そして魅力を体感します．皆さんに松田邦夫先生の外来を体感していただきたいと念じますが，それは叶わぬことです．だからこそ，わかりやすく漢方を伝える責務が僕にはあるのです．

舌痛症

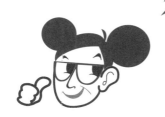

いろいろ試してみてください

真武湯 ㉚
or **柴胡桂枝湯** ❿
or **加味逍遙散** ㉔
or **柴朴湯** �96

どれも選択肢になります．迷う時は4週間毎に処方して，軽快傾向を示した漢方薬を気長に続行しましょう．

ワンポイントアドバイス

　舌痛症は未だにファーストチョイスが固定しません．しかし，いろいろと試していると「まったく手立てがないといわれていたこの訴えがちょっとよくなりました」といわれることは高頻度にあります．そんな漢方を気長に処方すればよいのです．もしかしたら時間経過で治っているのかもしれません．しかし，患者さんは漢方が効いたと感謝してくれます．

イボ痔など

ファーストチョイス

↓

乙字湯❸で
下痢をする時

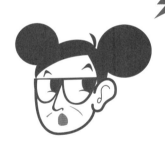

ワンポイントアドバイス

乙字湯❸は水戸藩の名医,原 南陽が考案した漢方薬です.乙字湯❸の他,甲字湯,丙字湯,丁字湯もありますが保険適用漢方エキス剤では乙字湯❸のみが使用可能です.乙字湯❸の保険病名はキレ痔とイボ痔で痔疾患のみです.手術を予定されていたような痔も乙字湯❸で軽快することがあるので,是非手術前に試してみるとよいでしょう.

乙字湯

痔というキーワードで，ともかくファーストチョイスは乙字湯❸です．

桂枝茯苓丸

駆瘀血剤である桂枝茯苓丸㉕にも当然ながら痔を治す効果はあります．

ワンポイントアドバイス

　乙字湯❸は当帰，柴胡，黄芩，甘草，升麻，大黄の6種類が構成生薬です．当帰と大黄があるので駆瘀血剤で，また柴胡剤でもあります．痔疾患以外にもいろいろと効きそうです．大黄があるので下痢をきたす時には，桂枝茯苓丸㉕を使用します．下痢は痔疾患を悪化させるので要注意です．桂枝茯苓丸㉕は駆瘀血剤の代表処方にて痔に有効なのは当然です．

コラム：松田邦夫先生から学んだこと⑤

　松田邦夫先生の外来陪席では1日1つ質問をしようと思っています．しないこともあります．たくさん質問をしないという意味です．松田邦夫先生が大塚敬節先生に質問すると，「自分で勉強しろ」と度々いわれたそうです．そんな光景のお話を何度となく伺っていると僕はたくさんの質問をしにくいのです．当然に自分で調べるようになります．当然に古典も読むようになります．インターネットが普及した昨今では，当然にネットサーフィンもします．でもわからない時に質問するのです．恐る恐る．そんな時に「わかりません」と即座にお答えになることも度々あります．それが僕には爽快なのです．あれだけ勉強された松田邦夫先生も知らないことなんだと納得いくのです．「わかりません」と即座にいえる裏には，何十年にもおよぶ勉強の裏打ちがあるからです．一方で漢方オタクの振りをしている人にたまたま隣席して，同じような質問をすると「君は傷寒論を一字一句よんだのか？」といわれたり，よくわからない仮想病理概念で煙に巻かれたり，当方の質問とはまったく違った返答に終始することもあります．「わかりません」といえるのは勉強を極めたからいえるのです．僕が質問されると，僕も即座に答えますが，「僕が知る限りでは」という文言が付加されます．まだまだ勉強が足りませんからね．いつまでも生きてる限り勉強できるのも漢方の魅力の1つと思っています．

コラム：松田邦夫先生から学んだこと⑥

　漢方の講演依頼が最初にあった時，まず松田邦夫先生に受けるべきかを相談しました．先生は「自分の勉強のために是非受けなさい」と御返事されました．そして，1つだけ肝要なことを教えて頂いたのです．決して時間を超過しないこと，時間を超過する講演で面白いものはないと教えて頂きました．そのお言葉は今でも肝に銘じていつも講演しているのです．僕の講演は，10分でも30分でも，60分でも，3時間でも終わる時間は，正確です．そんな自分に注意喚起する意味でも，講演の途中で，「あと〇〇分話しますね」と自分に喋りかけています．すると聴衆にも時間通りに終わるのだというメッセージになり，聴衆の集中力も長続きすると思っています．またマイクが不調の時は地声で，スライドが不調な時は，スライドなしでも講演ができるように心がけています．そうすればどんなトラブルも恐れることはないからです．また，原稿を書くに当たって教えを請うた時は，「拙速を尊ぶ」といわれました．締め切り時間を超過してよりよいものを作ろうと思うよりも，締め切り時間の遙か前に，さっさと提出したほうがすばらしい原稿だという意味だろうと僕は受け止めています．松田邦夫先生には漢方以外にさまざまなことを教えて頂いています．50歳を過ぎた僕に教えてくれる人がいるということは本当にありがたいのです．僕は執筆では日頃貯えているものを一気に吐き出すように書き下ろすことにしています．

コラム：エビデンスはすばらしい

　認知症の薬剤で認知症に著効するものはないと思っています．そして認知症が始まった母にもアリセプト®（ドネペジル）は内服させていましたが，メマリー®（メマンチン）は使用しませんでした．しかし，メマリー®とアリセプト®の併用が，アリセプト®単独よりも明らかに効果があるというRCTが発表されました．両群とも200例近いRCTです．そして併用群で4週間後からすでに改善効果が見られています（図6）．母にも併用治療をすべきでした．抑肝散54が認知症に効くという報告が散見されます．僕はこんなエビデンスをたくさん見たいのです．漢方薬が著効したというチャンピオンケースを披露して，そんなチャンピオンケースがいつも起こるのであれば，RCTでも勝ち抜くはずです．でも漢方にはレスポンダーとノンレスポンダーがあると僕には思えるのです．そんなレスポンダーを探してRCTを行わないとここまでの差は出ないように思えます．

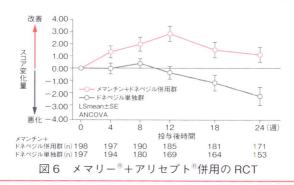

図6　メマリー®＋アリセプト®併用のRCT

元気な高齢者に使用するなら

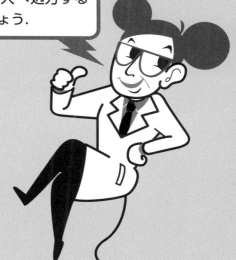

あまりに虚弱な人へ処方する時は注意しましょう．

元気な高齢者に使用する漢方薬

　漢方薬は食事と西洋薬の間に位置するとお話ししています．保険適用漢方エキス剤を1包飲んで死亡した事例はありません．また，保険適用漢方エキス剤で流産・早産した症例もまだ報告されていません．「なにか起これば中止する」というスタンスで気軽に飲めばよいのです．「西洋薬は悩めば飲まない，漢方薬は悩めば飲む」というのが，僕が薬を使う時の立ち位置です．そして実際に，僕はすべての保険適用漢方エキス剤を試飲しています．健康な時に試飲してまったく問題ありません．

　しかし，ざっくり高齢者として論じると，元気な人の急な発熱などに用いられる，麻黄が含まれた漢方薬（麻黄剤）はあまり使用しません．麻黄剤には交感神経を刺激するエフェドリンやシュードエフェドリンが含まれているからです．高齢者はそもそも身体が冷えているので冷やす作用の強い瀉心湯（黄連と黄芩を含む漢方薬）もあまり使用されません．強い下剤作用を持つ承気湯（大黄が含まれた漢方薬）も最初から使うと腹痛を生じることがあります．高齢者にどれを飲んでもらっても基本的に問題ないのですが，ここではあえて元気な高齢者向けの漢方薬という立ち位置で解説します．

元気な高齢者に使用する麻黄剤

高齢者の麻黄剤といえば

麻黄附子細辛湯 ⓴

麻黄剤のなかでも高齢者に使用できる漢方薬の代表です．
風邪や帯状疱疹後疼痛にも使用します．

ワンポイントアドバイス

麻黄の量としては1日量として4g含まれていますので，葛根湯❶や小青竜湯⓳の3gよりも多いのですが，麻黄による不快な作用は出にくいといわれています．附子が麻黄の不快な作用の軽減に一役を買っていると思っています．麻黄湯㉗の裏処方ともいわれ，麻黄湯㉗が27番で麻黄附子細辛湯⓴は127番と，100番ちがいになっています．

コラム：蒼朮か白朮か

　ツムラの当帰芍薬散❷❸や補中益気湯❹❶には蒼朮が使われています．それが昔の本では白朮のはずだと質問する人がいます．僕はどちらでもよいのです．患者さんに効けばよいのですから．ツムラの当帰芍薬散❷❸や補中益気湯❹❶が無効な時に，白朮を使用しているメーカーの当帰芍薬散❷❸や補中益気湯❹❶を使用して有効となれば，蒼朮でなく白朮であることが大切だというヒントにはなります．傷寒論の時代にはそもそも朮は白朮としてしか登場しません．蒼朮の登場は5世紀頃といわれています．また，朮に関しては，何が蒼朮で，どれが白朮であるかを正確に歴史的に同定することは困難だそうです．『過去』は処方選択のヒントはくれます．大切なことは『今』です．『今』，どれが効くかを知りたいのです．つまり，『今』の患者さんにどちらが有効であるかに興味があるのです．煎じ薬はそんな疑問に答えてくれるのです．加減ができるからです．効くと思われる生薬を患者さんとの承諾のうえで抜いてみればよいのです．そこで有効性が落ちればその生薬は役に立っていたに違いないのです．ところが差がなければ世のなかで君薬といわれている生薬も不要なのかもしれないのです．そんな疑問には，出来上がった高級インスタントコーヒーに喩えられるエキス剤は答えてくれないのです．エキス剤の登場はある意味，素朴な疑問を解決する機会を狭めているのかもしれません．

元気な高齢者に使用する瀉心湯

> 高齢者の瀉心湯

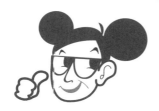

半夏瀉心湯 ⑭
黄連と黄芩を含む漢方薬は瀉心湯類と呼ばれ実証向けですが,半夏瀉心湯⑭は高齢者でも処方可能です.

ワンポイントアドバイス

　半夏瀉心湯⑭は半夏,黄芩,乾姜,甘草,大棗,人参,黄連の7つの構成生薬からなります.温める作用が強い乾姜が入っているので,高齢者でも比較的使用可能と理解しています.半夏瀉心湯⑭の乾姜を生姜に,黄連を柴胡に変えると小柴胡湯❾になります.半夏瀉心湯⑭が広くいろいろな病気や訴えに有効であることが理解可能です.

元気な高齢者に使用する駆瘀血剤①

実証向け駆瘀血剤

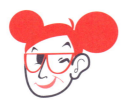

桂枝茯苓丸 ㉕

古血の溜まりを解消するといった意味合いが駆瘀血剤です．
高齢者でも駆瘀血剤を使用して問題ありません．

ワンポイントアドバイス

駆瘀血剤は，桃仁，牡丹皮，紅花，大黄，当帰の2つ以上を含む漢方薬と理解すると整合性が合います．桂枝茯苓丸㉕には大黄や芒硝が含まれていないので，お腹が緩い高齢者でも安心して使用できます．高齢者には駆瘀血剤の出番は少ないとの意見もありますが，むしろ高齢者にこそ桂枝茯苓丸㉕を処方することもあります．気楽にまず使ってみましょう．

元気な高齢者に使用する駆瘀血剤②

> 虚弱向け駆瘀血剤

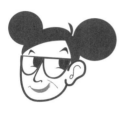

当帰建中湯 ㊿

当帰建中湯㊿は虚弱な高齢者でも使用しやすい駆瘀血剤です．建中湯類ですので体力の回復にも適しています．

ワンポイントアドバイス

当帰は駆瘀血作用が強いので，当帰一剤でも駆瘀血剤です．虚証向けの駆瘀血剤になります．ツムラの当帰建中湯㊿には，膠飴は含まれていませんが，添加物としてアメ粉が含まれています．当帰建中湯㊿は，建中湯類ですので，まさに超虚弱な高齢者向け駆瘀血剤といえます．

コラム：僕が考える元気に長生きの秘訣

- ともかくリラックスが大切
- ストレスをなるべく減らす，またストレスに強い体と心をつくる
- 内臓脂肪は 100 cm^2 未満に
- じとーっと汗をかくような散歩を毎日
- 1 つ上には階段で行こう
- こまめに動く，同じ姿勢は長く続けない
- 1 日 1 回はお腹がなるように
- 炭水化物は少なめに
- ともかくバランスよくいろいろなものを食べよう
- 冷たいものはあまり食べない
- 起きる時間はだいたい一定に，寝坊はしない
- サプリメントは不要，またはよいと体感できるものを 1 つだけ
- 西洋薬はできる限り少なく，でも必要なものはしっかり使う
- タバコはできることなら控える，止める
- お酒は飲み過ぎない，眠るための飲酒は厳禁
- 睡眠薬は使用しない，少なくとも連日は飲まない
- 採血や検査の数値に一喜一憂しない
- 健康に老化することを心がける，ある程度の老いは受け入れる
- 自分は運がよいと，思い込む

　上記をもっと詳しく知りたければ，「ボケずに元気に80歳！（新潮文庫，新見正則 著）」を読んでください．

元気な高齢者に使用する柴胡剤

虚弱向け柴胡剤

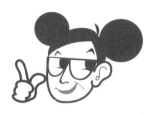

柴胡桂枝乾姜湯 ⓫

柴胡剤のなかでももっとも華奢な人（虚証）向けのものです．
乾姜があるので相当虚弱な高齢者でも内服可能です．

ワンポイントアドバイス

　柴胡剤は通常実証から虚証に向けて，大柴胡湯❽，柴胡加竜骨牡蛎湯⓬，四逆散㉟，小柴胡湯❾，柴胡桂枝湯❿，柴胡桂枝乾姜湯⓫とされています．大黄があると実証向けで，乾姜があると虚証向けになります．柴胡桂枝乾姜湯⓫はもっとも虚弱用の柴胡剤です．またツムラの柴胡加竜骨牡蛎湯⓬には大黄が入っていないので実は広く高齢者にも使用可能です．

元気な高齢者に使用する承気湯類

高齢者の承気湯類といえば

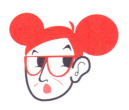

桃核承気湯 ㊿

大黄と芒硝を含む承気湯類は，注意して使用すれば問題ありません．

ワンポイントアドバイス

　大黄剤だけでは快便感が得られない時に使用します．高齢者に最初から承気湯類を投与すると恨まれることがあります．まず，麻子仁丸㊿や潤腸湯㊿のような大黄剤を投与して，効果が不十分で快便感を得たい時などには，大黄剤のステップを経てから，承気湯類を使用しましょう．承気湯類には調胃承気湯㊿，大承気湯㊿，桃核承気湯㊿などがあります．

コラム：専門医の先生への挑戦状

- 小柴胡湯⑨も防已黄耆湯⑳も傷寒論（狭義の傷寒論＋金匱要略要約）の処方です．小柴胡湯⑨には人参が，防已黄耆湯⑳には黄耆が含まれています．参耆剤を作る材料はすでに1800年前にあったのに，なぜ参耆剤の登場は約1000年後なのですか．
- 芎帰膠艾湯(77)は傷寒論の処方です．四物湯(71)を含んでいるのに，なぜ四物湯(71)は傷寒論や金匱要略に記載がないのですか．
- 傷寒論では麻黄は「節を去る」とありますが，そんな麻黄を今は使っていません．なぜですか．
- 傷寒論では熟地黄が基本です．一方でツムラの地黄は乾地黄です．違いはないのでしょうか．
- 傷寒論を1800年前という根拠はその冒頭にある建安という年号が根拠と思っています．それが誤写ということはないのですか．
- 腹証奇覧の腹診の図は多くは座っています．なぜ今，腹臥位で腹診を行うのですか．
- 当帰芍薬散㉓はなぜ吉益南涯が注目するまで日本ではあまり使用されなかったのですか．
- 八味地黄丸⑦と八味地黄丸料の効果は同じですか．
- 女性の3大処方，当帰芍薬散㉓，加味逍遙散㉔，桂枝茯苓丸㉕はなぜ湯液ではないのですか．
- 浅田宗伯の栗園医訓五十七則，亀井南冥の古今斎以呂波歌などに，難治の時はカルテを見直せといった文言はありません．僕には不思議です．

コラム：過去に権威を求めることはやめよう

　『今』に自信がないと『過去』に権威を求めます．西洋医学は『今』に自信があるので，『過去』は大切な礎ではありますが，『過去』です．『過去』の積み重ねに『今』があるのが西洋医学です．これからもたくさんの『今』に，新しいものが加わり，『今』が『過去』になって進歩していくことでしょう．漢方はなぜか『過去』に権威を求めてきました．『過去』にぶら下がって生きてきました．そろそろやめようではありませんか．『過去』はヒントです．『過去』にも素晴らしい知恵がありますが，所詮『過去』です．『過去』に縛られていては進歩はありません．傷寒論にすべてが書いてあると言い張っても，そこには限界があるでしょう．そしてそう言い張ることは『過去』以上の進歩はないと自認しているようなものです．漢方が本当に認められるのは，昔の知恵をヒントとして，現代科学の視点も十分に取り入れて，そしてさらなる進歩をした時です．明治から不遇の時代となった漢方は先達の努力のお陰でなんとか生き延びました．そして保険も適用されてはや数十年が経過します．そろそろ新しい立ち位置の漢方が登場しないと，ますます進歩する西洋医学，西洋科学からは，理解されない存在になると危惧しています．漢方は意味があるから生き残ったのです．なんとかその伝統が守られ，そしてさらなる進歩をすることを願っています．漢方を正しく普及啓蒙する努力が必要です．

付録

> 突然ですが，僕のお気に入りの本を紹介します．

藤沢周平からみた漢方の世界

　漢方薬は昔から高齢者の味方でした．藤沢周平氏が江戸時代の牢医をモデルに書いた文庫本「人間の檻　獄医立花登手控え（四）」に僕が解説を書きましたので紹介します．

　西洋医でありながら大の漢方好きで，藤沢周平ファンという立ち位置から解説を書いてみたい．

　まず，この四巻は出羽亀田藩の上池館という医学所で医学を修めて江戸に出てきた立花　登の物語である．

　登は子供の頃から医者になろうと決めていた．その理由は母から度々弟である小牧玄庵の話を聞いているうちに，自分も叔父のような立派な医者になりたいと考えたからである．そして小牧玄庵宅に下男のような扱いで住み込み，玄庵の仕事である小伝馬町の牢医を手伝い，そしてそれが専業になり，大坂での蘭学修行のために牢医を辞めるまでの物語である．

　空想の物語ではあるが，時代背景には相当に気を遣っていると思われる．宇田川玄真（1770〜1835）の『医範提綱』を読んでいるくだりがある．『医範提綱』は1805年に西洋医学の本数冊をまとめて，そして和訳したものである．つまりこの物語の舞台は1805年以降で，そしてこの物語を通じて外国の話は長崎でオランダのことしか出てこないので，異国船打払令が出た1825年よりも前と思われる．その当時の医学は漢方である．むしろ当時は，敢えて漢方と言わざるを得なくなったのである．なぜなら蘭方が登場したからだ．江戸幕府は中国とオランダとのみ，長崎での貿易を許可した．そしてオランダの医学は，オランダ商館の医師などからぽつぽつと

国内に流入していたのである．蘭方が脚光を浴びる画期的な出来事は，『解体新書』の刊行と思われる．それは1774年で，前野良沢（1723〜1803）と杉田玄白（1733〜1817）によってなされた．公には人体解剖が禁じられていた当時，身体の中を正確に描いている医学書は驚異的なものであったろうし，まったく人体解剖には触れない「漢方」が，ある意味陳腐に映ったであろう．

漢方は中国から伝来した．そして江戸時代が始まる頃には，医療としてはある程度確立したものであった．曲直瀬道三（1507〜1595）などにより，漢方の地盤は形作られていた．彼らの漢方は後世方と呼ばれる．「叔父の玄庵は，昔ながらに脈に触れ，舌を出させて色を見るだけだが，登が上池館で習った医術では，腹を撫で，病気によってはさらに背を見，手足まで見る」とある．中国伝来の漢方では，お腹の所見は大切にされていなかった．ところが吉益東洞（1702〜1773）などが遥か昔の漢方の古典である傷寒論に帰れと唱え，そんな流派が古方派と呼ばれた．古方派は腹部の診察（腹診）を大切にしたのである．つまり，玄庵は後世方のみを勉強した医師で，登は古方も学んでいる医師であるのだ．昔に帰れという古方の方が，後世方よりも新興勢力ということになる．しかし，「これからは和蘭だ．そっちを勉強せんと時世に遅れる」と本文にあるように，時代は着実に蘭学に向かっているのである．

「吉益東洞は，死生は医のあずからざるところにして，疾病は医のまさに治すべきところなり，と実際的な医術を主張したが，黄山（畑 黄山）は『死生は医のあずからざるところなりと言いて，その弊人の死を視て風花のごとくならしむる』ことは，流涕すべき言説だと反駁していた」と藤沢周平氏は的確に当時の論争を表現する．そして玄庵について，藤

沢氏は「人事のおよばない領域というものが見えているはずだった。医術のおよばない無念さと病人に対するあわれみを圧し殺して，叔父はそのあとを天命にゆだねる」と書いている。ある意味，吉益東洞の言を引用している。しかし，その人事のおよばない領域が，サイエンスの進歩で広がっていくことが，歴史である。人事のおよばない領域を治せるようになった歴史が，医学である。

　藤沢氏は若い頃に結核で苦労し，そして晩年は肝炎で入院し，医療の限界を自分の身をもって感じている。そんな彼の願いと諦めが含まれているように，僕には思える。精一杯に生きて，そして潔く死ぬしかない人間の一生をこの物語でも，藤沢氏の生きる姿にも感じるのである。医療は進歩している。藤沢周平氏が患った肺結核は，戦後ストレプトマイシンの登場で治癒する病気になった。晩年に患った肝炎も，輸血から感染する頻度はほぼゼロになり，つい最近C型肝炎では90％以上が治るという特効薬が登場した。

　医者として感動する文章は以下である。少々長いが載せる。「登にも若者らしい野心はある。世に名を知られるほどの医者になりたい，と思うその野心とも，そうなれば（おちえの婿になれば）お別れだ。しかし，そう思う一方で，登には腕のわりにはうだつが上がらないけれども，そのかわり貧乏人から先生，先生と慕われている叔父に，ひそかに共鳴する気持もあった。叔父は金が払えないとわかっている病人も，決して見捨てたりはしない。手を抜かずにじっくりと診て，全力をつくす。あげくの果てに薬代を取りそこねたりするから，叔父は貧しいわけである。むろん叔父は，好んで貧乏人を診るわけではない。金持ちの病人が来れば，大喜びで診る。ただそういう病人は少なくて，貧しい病人が圧倒的に多いと

いうだけの話なのだが，いずれにしても叔父は金持ちも貧乏人も平等に診る．叔父が金の多寡で病人を区別したのを，登は見たことがない．そして，医の本来はそこにあるのではないかとも思うのだ．飲み助で，決して裕福とは言えない叔父だが，登はその一点で叔父をひそかに尊敬している．跡をついでもよいと思うのはそういうときである．たとえ医の道で名を挙げても，それが富者や権門の脈をとるためだとしたら，ばからしいことだと思う」

　この文章の中に，藤沢周平氏が医師に望む姿が描出されていると思って，何度も読み返している．敢えて，僕が言葉を加える必要がないほど，今の医療界にも通じる姿であり，また願いでもある．

　一方で藤沢氏は敢えて登に，以下のように言わせる．「時には，みすみす仮病と知りながら，外に出してやることもある．そして外鞘に出た囚人が，いっとき生気を取りもどすのを，身体を診るふうを装いながらたしかめる．それも医だと登は思っていた．そういう連中は，登の診立てからすれば半病人だった．ほっておけば本物の病人になるのだ」仮病と思っても敢えて診察をして，そして本当の病気になるのを防ぐのだという．これぞ医師の姿と思ってしまう．人工知能が発達すれば，医師の仕事の多くはそんな機械でも代用可能かもしれない．しかし，こんな心を診る医療は人工知能ではできないのだ．我々，現代の西洋医も，易々と人工知能に席を譲るつもりもない

　時代は流れる．藤沢周平氏は登に言わせる．「それでいいんだ．むかしのことは忘れた方がいい．人間，いろいろとしくじって，それを肥しにどうにか一人前になって行くのだからな」確かにそうだ．医療もたくさんの人々の犠牲の上に成り

立っている．失敗の連続の向こうに奇蹟が待っている．そんな医療の進歩を語れば数限りない．そして人も，己の不幸や社会の理不尽・不条理に耐えながら大きくなるのだ．成長するのだ．変わっていくのだ．脱皮していくのだ．最終話「別れゆく季節」では，おちえの幼な馴染のおあきにこんなことも言わせる．「若先生，これでお別れね」「これで，きっとお別れなんだわ」そして登が自分の思いを語る．「何かがいま終るところだと思った．おちえ，おあき，みきなどがかたわらにうろちょろし，どこか猥雑でそのくせうきうきと楽しかった日日．つぎつぎと立ち現われて来る悪に，精魂をつぎこんで対決したあのとき，このとき．若さにまかせて過ぎて来た日日は終って，ひとそれぞれの，もはや交ることも少ない道を歩む季節が来たのだ．おあきはおあきの道を，おちえはおちえの道を．そしておれは上方に旅立たなければならぬ」

　四巻を読んで痛快な物語だと思った．そしてじっと頑張っていると力と勇気をもらえる．そんな何かがいつも藤沢周平氏の語りにはある．僕は彼の風景の描写が大好きだ．何気ない文章に精魂を込めているように思える．それは僕がここで語るよりも，是非何度も読んで味わって頂きたい．いつまでも藤沢周平ファンとして，もっと深く，深く文章を読んでいきたいと思っている．

「人間の檻　獄医立花登手控え（四）」
藤沢周平　著／文藝春秋／334 頁／定価：本体価格 610 円＋税

コラム：そこであえて，漢方専門医に質問

漢方を長く勉強してきた僕の質問です．
①まず傷寒論は本当にあったのですか．趙 開美が書き記した傷寒論の存在は認めます．それ以前に本当に傷寒論が存在したという理由はなんですか．
②江戸時代は鎖国でした．出島を介して，オランダと中国は貿易を行っていました．そんな時代，日本で必要とされる麻黄は十分に流通していたのですか．
③江戸時代は朝鮮通信使が来日しても大騒ぎでした．中国語を話せた知識人は荻生徂徠の他は数人しか登場しません．そんな時代に中国語を話せないのに傷寒論の一字一句に意味があると主張しても説得できません 一字一句に意味があれば原書をその国の言葉で読むべきでしょう．
④刻みの生薬を見て，どの生薬か，そしてその品質を語れますか．
⑤一子相伝といわれた時代になぜ吉益東洞や尾台榕堂は本を出したのですか．
⑥清水藤太郎先生の言葉を頻用すれば，日本漢方の歴史は生薬の代用品を探した歴史です．今の生薬と傷寒論の生薬はどれが同じでどれが異なるのですか．
⑦自分で生薬を目利きして，煎じ薬を作れますか？

専門医の先生には，僕のような穿った見方にもぜひ答えてほしいのです．

付録

コラム:「そこであえて,漢方専門医に質問」の僕の答え

p.153の質問に対する現状での僕の答えです.

① 1600年以前に,今流布している傷寒論と同じものがあったかは確認できませんでした.

② オランダ船が広州で荷を下ろし,そして十分量の麻黄を積んで日本に運んでいたという話が気に入っています.日本にも麻黄の代用品(贋物)はあったようです.トクサなどと呼ばれ,重校薬徴には麻黄にあらざると記載があります.

③ 傷寒論はそもそも江南地方の文体と思われます.返り点などなくても結構読めます.一字一句を読むことは無理でも全体のイメージは掴めたと思われます.今のような中日辞典が江戸時代にあったかは不明です.葡日辞典はあったそうです.

④ これは修練すれば身につきます.患者さんに本当に有効かは患者さんが教えてくれます.

⑤ 華岡青洲は2,000人の門人がいて,入門時に秘伝を漏らさないような念書を取っていた(?)そうです.吉益東洞や尾台榕堂は一子相伝は気にせずに,ただ書籍にしたかったのでは? と思っています.

⑥ 正倉院に奈良時代に伝わった生薬が残っています.それが参考になります.一方で必死に有効な代用品を探した歴史が和漢とも思っています.

⑦ 自著の「3秒ルール」がわかれば,まず湯液を自分で作るスタートラインに立てます.あとは数をこなせば自分で作れますよ.

おわりに

　松田邦夫先生のように生きたい．それが僕の願いです．患者さんにも松田邦夫先生のようになってもらいたいと念じています．姿勢がよく，歩くのは速く，現役の臨床医で，そして今でも水泳やランニングを欠かさず，勉強熱心で，3 時間の講義もなんなくこなします．羨ましい限りです．そこにフレイルからはまったく遠い先生の姿があります．漢方薬は毎日飲まれていますが，他の養生も欠かしません．漢方はフレイルとならないためのオプションです．健康保険が適用されて，そして費用が安い漢方薬を使わない理由はありません．エビデンスがないからと漢方薬を否定するなら，体によいと思われる養生はどれも明らかなエビデンスはありません．エビデンスがないような些細なことの積み重ねに，いつまでも元気な現実があるのです．松田邦夫先生，他の漢方の諸先輩，患者さん，そして亡くなった母親，などからたくさんを学んでいます．使ってみて漢方のよさは初めてわかります．そんな知識を簡潔にまとめた素晴らしい本になりました．

　いつもいつも，僕の書きたい本を快く書籍化して頂いている新興医学出版社の林　峰子社長に御礼申し上げます．また，同社の下山まどかさんには企画段階から隅々の校正まで大変にお世話になりました．

2017 年 7 月

新見正則

索　引

あ

安中散 ⑤（あんちゅうさん）…… 81
胃苓湯 (115)（いれいとう）…… 34
茵蔯五苓散 (117)（いんちんごれいさん）…… 30, 31, 40, 123
茵蔯蒿湯 (135)（いんちんこうとう）…… 30, 31, 40, 41, 123
温経湯 (106)（うんけいとう）…… 33
温清飲 (57)（うんせいいん）…… 33, 40, 41, 121, 125
越婢加朮湯 ㉘（えっぴかじゅつとう）…… 38, 39, 105
黄耆建中湯 (98)（おうぎけんちゅうとう）…… 27
黄連解毒湯 ⑮（おうれんげどくとう）…… 40, 41, 113, 115
黄連湯 (120)（おうれんとう）…… 35, 38
乙字湯 ③（おつじとう）…… 131

か

葛根湯 ①（かっこんとう）…… 38, 39, 76
葛根湯加川芎辛夷 ②（かっこんとうかせんきゅうしんい）…… 38, 117
加味帰脾湯 (137)（かみきひとう）…… 27, 30, 31, 34, 41, 67
加味逍遙散 ㉔（かみしょうようさん）…… 30, 31, 34, 41, 101, 129, 145
甘麦大棗湯 (72)（かんばくたいそうとう）…… 38
桔梗湯 (138)（ききょうとう）…… 38, 113
帰脾湯 (65)（きひとう）…… 27, 30, 31, 34, 67
芎帰膠艾湯 (77)（きゅうききょうがいとう）…… 33, 38, 145
荊芥連翹湯 ㊿（けいがいれんぎょうとう）…… 33, 41
桂枝加芍薬大黄湯 (134)（けいしかしゃくやくだいおうとう）…… 88
桂枝加芍薬湯 (60)（けいしかしゃくやくとう）…… 27, 88, 93
桂枝加朮附湯 ⑱（けいしかじゅつぶとう）…… 35, 39, 103
桂枝加竜骨牡蛎湯 ㉖（けいしかりゅうこつぼれいとう）…… 30
桂枝湯 ㊺（けいしとう）…… 27, 75, 77
桂枝人参湯 (82)（けいしにんじんとう）…… 34, 35, 38
桂枝茯苓丸 ㉕（けいしぶくりょうがん）…… 40, 60, 131, 140, 145
桂枝茯苓丸加薏苡仁 (125)（けいしぶくりょうがんかよくいにん）…… 40
啓脾湯 (128)（けいひとう）…… 34
香蘇散 (70)（こうそさん）…… 74, 75, 76
五虎湯 (95)（ごことう）…… 38
五積散 (63)（ごしゃくさん）…… 33, 34, 38

牛車腎気丸 ❶⓿❼ (ごしゃじんきがん) ……… 31, 32, 35, 40, 49, 58, 65, 107
呉茱萸湯 ❸❶ (ごしゅゆとう) ……………………………………… 40, 115
五淋散 ❺❻ (ごりんさん) …………………………………… 33, 38, 41, 65
五苓散 ❶❼ (ごれいさん) ………………………………………… 40, 97

さ

柴陥湯 ❼❸ (さいかんとう) ……………………………………………… 41
柴胡加竜骨牡蛎湯 ❶❷ (さいこかりゅうこつぼれいとう) … 30, 40, 101, 143
柴胡桂枝乾姜湯 ❶❶ (さいこけいしかんきょうとう) ………… 30, 35, 143
柴胡桂枝湯 ❶⓿ (さいこけいしとう) ……………………… 39, 41, 129, 143
柴胡清肝湯 ❽⓿ (さいこせいかんとう) ………………………………… 33, 41
柴朴湯 ❾❻ (さいぼくとう) ………………………………………… 34, 41, 129
柴苓湯 ❶❶❹ (さいれいとう) ……………………………………………… 34, 41
三黄瀉心湯 ❶❶❸ (さんおうしゃしんとう) ……………………………… 40
三物黄芩湯 ❶❷❶ (さんもつおうごんとう) ……………………………… 40
滋陰降火湯 ❾❸ (じいんこうかとう) …………………………………… 33
四逆散 ❸❺ (しぎゃくさん) …………………………………………… 143
四君子湯 ❼❺ (しくんしとう) ……………………………………… 30, 31, 34, 45
七物降下湯 ❹❻ (しちもつこうかとう) ………………………………… 33, 40
柿蔕湯 (していとう) ………………………………………………… 115
四物湯 ❼❶ (しもつとう) ………………………………… 32, 33, 40, 99, 145
炙甘草湯 ❻❹ (しゃかんぞうとう) ……………………………………… 38
芍薬甘草湯 ❻❽ (しゃくやくかんぞうとう) …………………………… 38, 39
十全大補湯 ❹❽ (じゅうぜんたいほとう) ……………………… 27, 33, 34, 42
十味敗毒湯 ❻ (じゅうみはいどくとう) ……………………………… 121, 123
潤腸湯 ❺❶ (じゅんちょうとう) ………………………………………… 87
小建中湯 ❾❾ (しょうけんちゅうとう) ………………………………… 27
小柴胡湯 ❾ (しょうさいことう) ……………… 30, 31, 38, 39, 41, 143, 145
小柴胡湯加桔梗石膏 ❶⓿❾ (しょうさいことうかききょうせっこう) … 41
小青竜湯 ❶❾ (しょうせいりゅうとう) …………………… 29, 30, 35, 38, 39, 82
小半夏加茯苓湯 ❷❶ (しょうはんげかぶくりょうとう) ……………… 40
消風散 ❷❷ (しょうふうさん) ………………………………………… 121
升麻葛根湯 ❶⓿❶ (しょうまかっこんとう) …………………………… 38
辛夷清肺湯 ❶⓿❹ (しんいせいはいとう) ……………………… 40, 41, 117
参蘇飲 ❻❻ (じんそいん) ………………………………………… 34, 75
神秘湯 ❽❺ (しんぴとう) ………………………………………………… 38
真武湯 ❸⓿ (しんぶとう) …………………………… 35, 40, 53, 91, 97, 129
清上防風湯 ❺❽ (せいじょうぼうふうとう) …………………………… 41

清暑益気湯 ⑬⑥ (せいしょえっきとう) ……………………………… 27, 34
清心蓮子飲 ⑪ (せいしんれんしいん) ……………………… 27, 34, 65
清肺湯 ⑨⓪ (せいはいとう) …………………………………………… 41, 85
疎経活血湯 ㊿③ (そけいかっけつとう) ……………………… 33, 34, 39, 107

た

大黄牡丹皮湯 ㉝ (だいおうぼたんぴとう) ………………………………… 40
大建中湯 ⑩⓪ (だいけんちゅうとう) …………………………… 27, 35, 40, 93
大柴胡湯 ⑧ (だいさいことう) …………………………………… 30, 40, 60, 143
大承気湯 ⑬③ (だいじょうきとう) ………………………………………… 40, 144
大防風湯 ⑨⑦ (だいぼうふうとう) …………………………… 27, 33, 34, 35, 54, 69
竹茹温胆湯 ⑨① (ちくじょうんたんとう) ……………………………………… 34
調胃承気湯 ㉞ (ちょういじょうきとう) …………………………………………… 144
釣藤散 ㊼ (ちょうとうさん) ……………………………………………… 34, 94
猪苓湯 ㊵ (ちょれいとう) …………………………………………………… 40, 99
猪苓湯合四物湯 ⑪② (ちょれいとうごうしもつとう) ………… 33, 40, 99
桃核承気湯 ㊱① (とうかくじょうきとう) ……………………………… 87, 144
当帰飲子 ㊊⑥ (とうきいんし) …………………………………………… 33, 125
当帰建中湯 ⑫③ (とうきけんちゅうとう) …………………………………… 27, 141
当帰四逆加呉茱萸生姜湯 ㊳ (とうきしぎゃくかごしゅゆしょうきょうとう)
…………………………………………………………… 39, 107, 109, 110
当帰芍薬散 ㉓ (とうきしゃくやくさん) ……………………… 33, 40, 138, 145
当帰湯 ⑩② (とうきとう) ………………………………………………… 27, 35, 62

な

二朮湯 ㊇⑧ (にじゅつとう) ………………………………………………………… 34
女神散 ㊌⑦ (にょしんさん) ………………………………………………… 33, 34, 101
人参湯 ㉜ (にんじんとう) …………………………………… 34, 35, 38, 79, 81, 91
人参養栄湯 ⑩⑧ (にんじんようえいとう) ……………… 27, 33, 34, 42, 52, 61, 85

は

排膿散及湯 ⑫② (はいのうさんきゅうとう) ………………………………… 38
麦門冬湯 ㉙ (ばくもんどうとう) …………………………………………… 39, 84
八味地黄丸 ⑦ (はちみじおうがん) …… 31, 32, 35, 40, 49, 65, 107, 111, 145
半夏厚朴湯 ⑯ (はんげこうぼくとう) ……………………………………………… 40
半夏瀉心湯 ⑭ (はんげしゃしんとう) ……………………… 35, 38, 80, 81, 113, 139
半夏白朮天麻湯 ㊲ (はんげびゃくじゅつてんまとう) …… 27, 35, 40, 70, 97
白虎加人参湯 ㉞ (びゃっこかにんじんとう) ……………………………… 39

茯苓飲 ❻❾ (ぶくりょういん) ……………………………………………… 34, 40
茯苓飲合半夏厚朴湯 ⓰ (ぶくりょういんごうはんげこうぼくとう) …… 34, 40
防已黄耆湯 ❷⓪ (ぼういおうぎとう) …………………………… 39, 105, 145
防風通聖散 ❻❷ (ぼうふうつうしょうさん) ……………………… 33, 38, 41
補中益気湯 ❹❶ (ほちゅうえっきとう)
……………………………… 27, 30, 31, 34, 42, 47, 54, 58, 138

ま

麻黄湯 ❷❼ (まおうとう) ……………………………………………… 30, 37, 76
麻黄附子細辛湯 ⓲ (まおうぶしさいしんとう)
……………………………………… 30, 35, 37, 40, 77, 127, 137
麻杏甘石湯 ❺❺ (まきょうかんせきとう) ……………………………… 37, 39, 84
麻杏薏甘湯 ❼❽ (まきょうよくかんとう) ……………………………………… 37
麻子仁丸 ⓴ (ましにんがん) …………………………………………… 40, 87
木防已湯 ❸❻ (もくぼういとう) ……………………………………………… 40

や

薏苡仁湯 ❺❷ (よくいにんとう) ……………………………………………… 38
抑肝散 ❺❹ (よくかんさん) ………… 30, 31, 33, 34, 51, 56, 78, 101, 134
抑肝散加陳皮半夏 ❽❸ (よくかんさんかちんぴはんげ)
……………………………………………… 30, 31, 33, 34, 51

ら

六君子湯 ❹❸ (りっくんしとう) ………………………… 30, 34, 45, 54, 59, 64
竜胆瀉肝湯 ❼❻ (りゅうたんしゃかんとう) ………………………………… 41, 65
苓甘姜味辛夏仁湯 ⓲ (りょうかんきょうみしんげにんとう)
……………………………………………… 29, 30, 35, 39, 82
苓姜朮甘湯 ⓲ (りょうきょうじゅつかんとう) ……………………………… 35
苓桂朮甘湯 ❸❾ (りょうけいじゅつかんとう) ……………………………… 34, 97
六味丸 ❽❼ (ろくみがん) …………………………………… 31, 32, 40, 49

参考文献

1) 松田邦夫，稲木一元：臨床医のための漢方［基礎編］．カレントテラピー，1987
2) 大塚敬節：大塚敬節著作集　第1巻～第8巻 別冊．春陽堂，1980-1982
3) 大塚敬節，矢数道明，清水藤太郎：漢方診療医典．南山堂，1969
4) 大塚敬節：症候による漢方治療の実際．南山堂，1963
5) 稲木一元，松田邦夫：ファーストチョイスの漢方薬．南山堂，2006
6) 大塚敬節：漢方の特質．創元社，1971
7) 大塚敬節：漢方と民間薬百科．主婦の友社，1966
8) 大塚敬節：東洋医学とともに．創元社，1960
9) 大塚敬節：漢方ひとすじ：五十年の治療体験から．日本経済新聞社，1976
10) 松田邦夫：症例による漢方治療の実際．創元社，1992
11) 日本医師会 編：漢方治療のABC．日本医師会雑誌臨増108 (5)，1992
12) 大塚敬節：歌集杏林集．香蘭詩社，1940
13) 三潴忠道：はじめての漢方診療十五話．医学書院，2005
14) 花輪壽彦：漢方診療のレッスン．金原出版，1995
15) 松田邦夫：巻頭言：私の漢方治療．漢方と最新治療 13 (1)：2-4，世論時報社，2004
16) 新見正則：本当に明日から使える漢方薬．新興医学出版社，2010
17) 新見正則：西洋医がすすめる漢方．新潮社，2010
18) 新見正則：プライマリケアのための血管疾患のはなし漢方診療も含めて．メディカルレビュー社，2010
19) 新見正則：フローチャート漢方薬治療．新興医学出版社，2011
20) 新見正則：じゃぁ，死にますか？　リラックス外来トーク術．新興医学出版社，2011

21) 新見正則：簡単モダン・カンポウ．新興医学出版社，2011
22) 新見正則：じゃぁ，そろそろ運動しませんか？ 新興医学出版社，2011
23) 新見正則：iPhone アプリ「フローチャート漢方薬治療」
24) 新見正則：じゃぁ，そろそろ減量しませんか？ 新興医学出版社，2012
25) 新見正則：鉄則モダン・カンポウ．新興医学出版社，2012
26) 松田邦夫・新見正則：西洋医を志す君たちに贈る漢方講義．新興医学出版社，2012
27) 新見正則：実践ちょいたし漢方．日本医事新報 4683(1)，2014
28) 新見正則：症例モダン・カンポウ．新興医学出版社，2012
    新見正則：飛訳モダン・カンポウ．新興医学出版社，2013
29) 新見正則：患者必読医者の僕がやっとわかったこと．朝日新聞出版，2014
30) 新見正則：フローチャート漢方薬治療2．新興医学出版社，2014
31) 新見正則：3秒でわかる漢方ルール．新興医学出版社，2014
32) 新見正則：患者さんのためのフローチャート漢方薬．新興医学出版社，2015
33) 新見正則：実践3秒ルール128漢方処方分析．新興医学出版社，2016
34) 新見正則：ボケずに元気に80歳！―名医が明かすその秘訣．新潮文庫，2017
35) 新見正則：論文からひもとく外科漢方．日本医事新報社，2017
36) 新見正則：メディカルヨガ―誰でもできる基本のポーズ．新興医学出版社，2017
37) 新見正則：フローチャートこども漢方薬―びっくり・おいしい飲ませ方．新興医学出版社，2017
38) 新見正則：フローチャートがん漢方薬―サポート医療・副作用軽減・緩和に．新興医学出版社，2017
39) 新見正則：イグノーベル的バランス思考―極・健康力．新興医学出版社，2017

【著者略歴】

新見　正則 (にいみ　まさのり) Masanori Niimi, MD, DPhil, FACS

1959 年生まれ	
1985 年	慶應義塾大学医学部卒業
1993 年~1998 年	英国オックスフォード大学医学部博士課程留学
	移植免疫学で Doctor of Philosophy (DPhil) 取得
1998 年~	帝京大学医学部に勤務
2002 年	帝京大学外科准教授
2013 年	イグノーベル医学賞

帝京大学医学部外科准教授,アメリカ外科学会フェロー (FACS),愛誠病院漢方外来統括医師.

専門
消化器外科専門医,血管外科,移植免疫学,漢方指導医・専門医,労働衛生コンサルタント,日本体育協会認定スポーツドクター,セカンドオピニオンのパイオニアとしてテレビ出演多数.
漢方医学は松田邦夫先生 (東大 S29 年卒) に学ぶ.

著書
西洋医がすすめる漢方.新潮社,2010,本当に明日から使える漢方薬.新興医学出版社,2010,フローチャート漢方薬治療.新興医学出版社,2011,リラックス外来トーク術 じゃぁ,死にますか.新興医学出版社,2011,じゃぁ,そろそろ運動しませんか? 西洋医学と漢方の限界に気がつき,トライアスロンに挑戦した外科医の物語.新興医学出版社,2011,じゃぁ,そろそろ減量しませんか? 正しい肥満解消大作戦.新興医学出版社,2012,鉄則モダン・カンポウ.新興医学出版社,2012,症例モダン・カンポウ.新興医学出版社,2012,飛訳モダン・カンポウ.新興医学出版社,2013,フローチャート漢方薬治療 2.新興医学出版社,2014,3 秒でわかる漢方ルール.新興医学出版社,2014,実践 3 秒ルール 128 漢方処方分析.新興医学出版社,2016,フローチャートがん漢方薬.新興医学出版社,2017 など多数
i Phone アプリ：フローチャート漢方薬治療も絶賛販売中！

©2017

5 刷　2018 年 7 月 20 日
第 1 版発行　2017 年 10 月 13 日

フローチャート高齢者漢方薬

(定価はカバーに表示してあります)

検 印 省 略	著者	新 見 正 則
	発行者	林　　峰 子
	発行所	株式会社 新興医学出版社

〒113-0033　東京都文京区本郷6丁目26番8号
電話　03(3816)2853　　FAX　03(3816)2895

印刷　三報社印刷株式会社　　ISBN978-4-88002-405-9　　郵便振替　00120-8-191625

- 本書の複製権・翻訳権・上映権・譲渡権・公衆送信権（送信可能化権を含む）は株式会社新興医学出版社が保有します。
- 本書を無断で複製する行為（コピー、スキャン、デジタルデータ化など）は、著作権法上での限られた例外（「私的使用のための複製」など）を除き禁じられています。研究活動,診療を含む業務上使用する目的で上記の行為を行うことは大学,病院,企業などにおける内部的な利用であっても,私的使用には該当せず,違法です。また,私的使用のためであっても,代行業者等の第三者に依頼して上記の行為を行うことは違法となります。
- **JCOPY**〈出版者著作権管理機構　委託出版物〉
本書の無断複製は著作権法上での例外を除き禁じられています。複製される場合は,そのつど事前に,出版者著作権管理機構（電話 03-3513-6969,FAX03-3513-6979, e-mail : info@jcopy.or.jp）の許諾を得てください。